# essentials

# Michael Tomoff

# Positive Psychologie in Liebe und Partnerschaft

## Für Neugierige und Betroffene

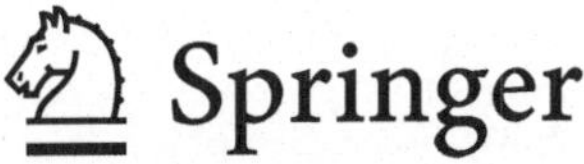 Springer

Michael Tomoff
Bonn, Deutschland

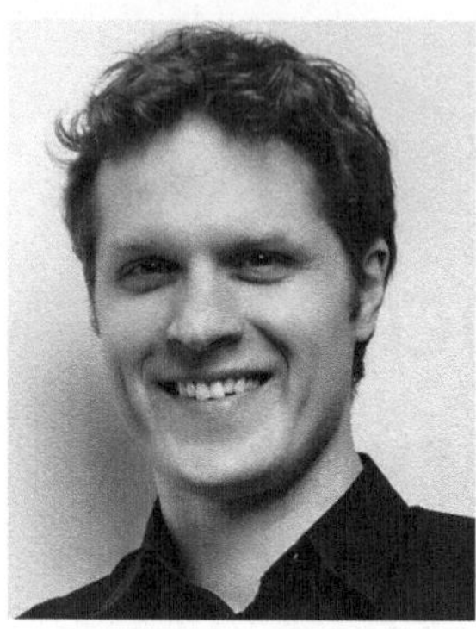

ISSN 2197-6708                    ISSN 2197-6716    (electronic)
essentials
ISBN 978-3-658-15988-7           ISBN 978-3-658-15989-4    (eBook)
DOI 10.1007/978-3-658-15989-4

Die Deutsche Nationalbibliothek verzeichnet diese Publikation in der Deutschen Nationalbibliografie; detaillierte bibliografische Daten sind im Internet über http://dnb.d-nb.de abrufbar.



Gedruckt auf säurefreiem und chlorfrei gebleichtem Papier

Springer ist Teil von Springer Nature
Die eingetragene Gesellschaft ist Springer Fachmedien Wiesbaden GmbH
Die Anschrift der Gesellschaft ist: Abraham-Lincoln-Str. 46, 65189 Wiesbaden, Germany

# Was Sie in diesem *essential* finden können

- Eine Sammlung von Erkenntnissen aus der Positiven Psychologie, die Ihnen neue Perspektiven und Möglichkeiten für Ihre Partnerschaft und persönlichen sozialen Beziehungen und Freundschaften schenken wird
- Wege, durch die Sie verhindern können, dass Partnerschaft nur noch Kameradschaft bedeutet und Leidenschaft links liegen lässt
- Erkenntnisse über die Auswirkungen von Selbstenthüllung und Offenheit in einer Beziehung und wie Sie diese nutzen können
- Ideen für eine anerkennende und wertschätzendere Art des Zusammenlebens – in und außerhalb von Partnerschaften
- Eine kurze Übersicht über das Thema Ehe und ihren Effekt auf das Wohlbefinden

# Vorwort

Ich beginne mit blanker Offenheit: Dieses *essential* ist entstanden, weil mir das Thema der Liebe und der Partnerschaften zu wichtig war, als dass ich es in das in der Reihe *Kritisch Hinterfragt* erscheinende Werk „Positive Psychologie – Erfolgsgarant oder Schönmalerei" (Tomoff 2017) – nur als kleines Kapitel hätte einbinden wollen.

Ich bin – allein durch das Studium der Psychologie und meine ersten Jobs als Berater – sehr auf Wissenschaft und Prüfbarkeit getrimmt und sozialisiert worden. Die Fragen „Wo steht das und wer hat das gesagt?" waren Teil meiner Ausbildung und lassen mich auch heute noch kritisch lesen, was nicht mit Quellen belegt ist (Segen und Fluch gleichzeitig, so viel sei verraten!).

Das Thema „Liebe" ist nicht nur eines, was mittlerweile durch viele Belege wissenschaftliche Relevanz bekommen hat, sondern gleichzeitig auch eines, das in dem unternehmerischen Kontext, in dem ich mich immer noch bewege, im besten Fall mit einem Stirnrunzeln begleitet oder empfangen wird, im schlimmsten zur Ablehnung eines Angebotes oder meiner Person führt (Stempel „unseriös und esoterisch").

Wenn wir am Ende unseres Lebens jedoch im Sterbebett liegen und zurückblicken auf das, was wir (hoffentlich) alles geschafft und geschaffen haben, werden wir zwangsläufig auf die Menschen zurückblicken, die uns in einer der vielen Arten geliebt und partnerschaftlich begleitet haben. Denn ohne sie wäre das Wenigste möglich gewesen, was wir – oder was uns – auf die Beine gestellt hat. Das sehe ich ganz unromantisch, unesoterisch und schlicht.

Ich hoffe, Sie können also den im *essential* behandelten Themen sowohl im Privaten als auch im Beruflichen etwas abgewinnen und das nutzen, was ich Ihnen in ausgewählter Manier hier mundgerecht serviere.

Demütigst und voller Vorfreude,
Ihr Michael Tomoff

# Inhaltsverzeichnis

# Einleitung 1

Wenn Sie von „Positiver Psychologie" und „Positive Psychologen" lesen, soll das keine Schwarz-oder-weiß-Aufteilung in Gut und Böse darstellen, sondern vielmehr ein Überbegriff, für den selbst Psychologen dieses Spezialgebietes der Psychologe noch keine einheitliche Definition gelingt. Sehen Sie die Positive Psychologie aufbauend auf der Psychologie der letzten Jahrzehnte und deshalb auch nicht als etwas vollkommen Neues und noch nie Dagewesenes. Trotzdem haben Sie es hier mit einer sehr frischen, dynamischen und meiner Ansicht nach extrem wichtigen Disziplin zu tun.

▶ Die Positive Psychologie beschäftigt sich in Forschung und Praxis mit den Bedingungen und (Wechsel-)Wirkungen, die eine optimale Entwicklung von Personen, Gruppen und Organisationen ermöglichen (Gable und Haidt 2005; Linley et al. 2006).

Sollte Ihnen diese kurze Definition *zu* kurz sein, lade ich Sie herzlich ein, einen immer noch knappen aber ausführlicheren Umriss samt einiger historischer Meilensteine anzuschauen, die Sie z. B. im *essential Positive Psychologie in Unternehmen* (Tomoff 2015) nachlesen können.

Nun auf direktem Wege zur Liebe.

Wir Menschen philosophieren und theoretisieren über Liebe und Beziehungen seit wir Philosophien und Theorien über die Welt um uns herum entwerfen. Während über Partnerschaften und den Wunsch, „dazu zu gehören", schon viele Klassiker in der Sozialpsychologie entstanden sind (siehe beispielsweise Baumeister und Leary 1995; zum Erscheinen des vorliegenden Buches bereits über 10.000 Male zitiert!), wird Liebe überraschenderweise erst seit etwas mehr als 30 Jahren mit wissenschaftlichen Methoden untersucht und der Versuch unternommen, sie besser zu verstehen und zu erklären.

© Springer Fachmedien Wiesbaden GmbH 2017
M. Tomoff, *Positive Psychologie in Liebe und Partnerschaft,*
essentials, DOI 10.1007/978-3-658-15989-4_1

Auch die Positive Psychologie hat sich den Themen Liebe und Partnerschaft angenommen und in sehr kurzer Zeit erstaunliche und für viele Paare und Beziehungen schon rettende Impulse liefern können. Ich möchte Sie deshalb einladen, einen kleine Reise mit mir zu unternehmen und hinter die Vorhänge der häufig noch schwierig zu entziffernden Studien, manchmal missinterpretierten Erkenntnisse und so oft hochspannenden Resultate zu schauen. Auf dass Sie viele Impulse für Ihre eigenen sozialen Beziehungen mitnehmen werden.

Von der Empfängnis bis zum Tod sind wir in Beziehungen eingebunden. Innerhalb dieser Beziehungen zu anderen und der Verbundenheit zu ihnen empfinden die meisten von uns das erste Mal das starke Gefühl der Liebe. Und es ist *die* Emotion, die Wohlbefinden und Glück am stärksten induzieren und Sinn und Zweck unseres Lebens verdeutlichen kann.

Trotzdem definiert jeder Mensch Liebe auf seine Art. Für den einen ist es die soziale Unterstützung der Familie, für den anderen das warme Gefühl im Bauch, wenn die Ehefrau nach Hause kommt, für den Dritten die zu Tränen rührende Freude über das eigene Kind.

► Das Wort Liebe stammt aus dem Sanskrit *(lubhyati),* und bedeutet übersetzt Verlangen, Lust, Sehnsucht, Begierde oder auch Bedürfnis – also eher die sexuelle Komponente der Liebe. Heute wird mit dem Wort Liebe die stärkste Zuneigung, Wertschätzung und Verbundenheit beschrieben, die Menschen füreinander aufzubringen in der Lage sind. Dabei kann das Gefühl der Liebe auch entstehen ohne eine Erwiderung zu erfahren. Liebe zu einer Person übersteigt den Nutzen einer zwischenmenschlichen Beziehung, zeigt aber in der Regel eine beidseitige Zuwendung zum jeweils anderen.

Im Tennis geht das Englische „Love" im Sinne von „Einstand" übrigens bis ins Jahr 1792 zurück. Es meint in diesem sportlichen Kontext, dass um die Liebe gespielt wird, oder in anderen Worten: um nichts[1].

Liebe hat ihre Höhen und Tiefen. Das kann ein jeder von uns aus eigener Erfahrung berichten. Nichtsdestotrotz identifizieren die meisten sie als eine der Hauptfaktoren für Glück in ihrem Leben (Berscheid und Reis 1998). Sind wir zufrieden und bekommen von anderen Liebe(nswürdigkeit) entgegengebracht, können wir sie selbst meist nicht nur aufbringen, sondern auch an andere weitergeben. Möglicherweise sogar gegenüber fremden Menschen. Dann sieht das Leben rosig aus, wir sind voller Energie, nutzen enge Beziehungen zu den uns umgebenden

---

[1]Etymologisches Lexikon (http://goo.gl/UiCZRm; Zugriff 01.11.15).

Geschöpfen, erfahren Wachstum, können Rückschläge leichter verkraften und sind mit großer Wahrscheinlichkeit auch gerade nicht mit Schnupfen bestraft.

Aber wehe, es hakelt oder kracht bei den genannten Punkten. Dann können nicht nur Partnerschaften, Ehen oder Freundschaften ein jähes Ende finden, sondern auch die Liebe zu sich selbst leiden.

Dem generellen Aspekt der Liebe, also der Fähigkeit, zu lieben und geliebt zu werden (oder sich lieben zu lassen), haben sich auch Martin Seligman und Chris Peterson unter dem Namen „Bindungsfähigkeit" in ihrem *Virtues-in-Action*-Fragebogen angenommen (Peterson und Seligman 2004) und zählen ihn als eine der 24 Charakterstärken in dem online[2] zur freien Verfügung stehenden Stärkentest auf. Das wiederum macht auch den Stellenwert in der Arbeitswelt deutlich, denn die Fähigkeit, Beziehungen einzugehen und aufrecht zu erhalten, sich gegenseitig zu helfen und zu unterstützen, ist im Business nicht minder entscheidend für erfolgreiches Überleben und Vorankommen.

Liebe scheint – laut schnell größer werdender Datenbasis – eine sehr robuste Vorhersagekraft für unsere Lebenszufriedenheit zu sein. Kein großes Geheimnis und deshalb auch kein Wunder, dass viele Menschen dieses Gefühl so intensiv und lang anhaltend wie möglich erleben möchten.

Helen Fisher (nein, *nicht* Helene Fischer, die ja sonst so vielfältig ist!), Expertin auf dem Gebiet der Liebe, sagt sogar, wir seien geboren, um zu lieben, und beschreibt das Hochgefühl, das wir romantische Liebe nennen, als tief in unserem Gehirn eingebettet (Fisher 2005).

Gut zu wissen und trotzdem ein wenig unglaubwürdig, wenn man sich die Scheidungsraten in heutigen Tagen anschaut. Dass ungefähr 90 % aller Erwachsenen letztendlich heiraten, aber rund 50 % aller Ehen nicht durch Gottes, sondern durch des Anwalts Hand wieder aufgelöst werden, muss allerdings nicht viel mit fehlender Liebe oder der Unzufriedenheit zu tun haben, die viele Paare überfällt (dazu gleich noch mehr). Dennoch wünscht sich höchstwahrscheinlich der Großteil aller (heiratenden) Paare eine liebevolle Beziehung, bis dass der Tod diese wieder scheidet.

Das *essential* über Liebe wird sich vornehmlich mit dem privaten Bereich und deren Erkenntnissen aus Forschung und Praxis beschäftigen. Nicht, weil er wichtiger ist als das natürlich auch bei der Arbeit aufkommende Gefühl, sondern weil es noch immer schwierig ist, Liebe als Konzept im Unternehmensbereich zu messen und die Daten – unter Wahrung von Anonymität – zu verarbeiten. Weiterhin möchte

---

[2]z. B. beim VIA Institute on Character über http://goo.gl/0gwGFw; Zugriff 5.8.2016.

ich Sie in diesem *essential* mit ein paar Interventionen bestücken, die Sie – ganz pragmatisch zur Reparatur oder zur Prävention – in Ihren romantischen oder weniger romantischen Partnerschaften anwenden können.

Zu Risiken und Nebenwirkungen fragen Sie nichtsdestotrotz Ihren Arzt oder Paartherapeuten.

Doch bevor sich die Welt der Liebe um Partnerschaften und Ehen dreht, sollte ein Blick nach innen nicht fehlen. Denn die Liebe zu anderen Menschen geht – wie bei so vielen anderen Themen – auch über die Liebe zu sich selbst.

# Formen und Nutzen der Liebe

2

In seinem Klassiker *Die Kunst des Liebens* spricht Erich Fromm von verschiedenen Arten der Liebe (Fromm und Eichel 1979). So schreibt Fromm über die allen anderen Liebesformen zugrunde liegende Nächstenliebe, die dem Wachstum des Kindes förderliche Mutterliebe, die exklusive erotische (romantische) Liebe, die weit über Selbstsucht stehende Selbstliebe und über die Liebe zu (einem) Gott, also der religiösen Form der Liebe.

Es mag – je nach Autor zum Thema – noch andere Kategorien oder Untergruppen geben (wie z. B. geistige oder körperliche Liebe), aber ich denke, dass Fromms Aufzählung eine sehr gute Grundlage für die Forschung und unsere kleine Reise in dieses Feld darstellt, die sich verstärkt auf die romantische und die Liebe zu sich selbst fokussieren wird, aber auch einen kleinen aber feinen Schlenker in Richtung freundschaftlicher Liebe unternehmen wird.

Liebe hat häufig (nicht immer!) mit anderen Menschen zu tun. Viele Themen inmitten der Wissenschaft von Beziehungen sind deshalb ebenfalls relevant für die Positive Psychologie: neben Liebe auch Freundschaft, soziale Unterstützung oder auch die Fähigkeit der Vergebung, um nur einige zu nennen.

Diese Inhalte sind Dauerbrenner, die uns Menschen seit Anbeginn der Zeit (neben der reinen Reproduktion natürlich) zum Überleben verhelfen, zu vielem befähigen und antreiben, aber auch im unternehmerischen Kontext einen großen Motor darstellen (im Sinne von Loyalität, Kooperationsbereitschaft und Engagement beispielsweise).

Wir Menschen versuchen beständig, starke, stabile und positive Beziehungen zu knüpfen und aufrecht zu erhalten. Wir sträuben uns häufig gegen einen Abbruch oder eine Auflösung von Beziehungen und Freundschaften und ohne das Gefühl der Zugehörigkeit sind wir für eine große Anzahl von Krankheiten anfälliger – sowohl psychisch als auch physisch. Der Wunsch, soziale Verbindungen zu

© Springer Fachmedien Wiesbaden GmbH 2017

M. Tomoff, *Positive Psychologie in Liebe und Partnerschaft,*

essentials, DOI 10.1007/978-3-658-15989-4_2

formen und zu erhalten hat primär eine evolutionäre Grundlage. Die Menschheit hätte ohne diesen starken Drang nicht zusammen gejagt, Schutz gefunden, sich reproduziert oder gemeinsame Feinde abwehren können.

> So behaupte ich denn also, daß Eros unter den Göttern der älteste und ehrwürdigste und am meisten imstande sei, den Menschen zur Erwerbung der Tugend und Glückseligkeit zu verhelfen im Leben und im Tode (Platon 2013, S. 11).

Platons *Symposion* (Trinkgelage) diskutierte die positiven Effekte romantischer Liebe schon lange, bevor es die Positiven Psychologen im Rahmen wissenschaftlicher Studien taten. Trotzdem passt Platons Neigung gut zum Thema dieses *essentials,* denn er beschreibt Liebe als ein Verlangen, das Schöne und Gute zu suchen. Von der Liebe werden auch die Suche nach Wahrheit und das Streben nach Unsterblichkeit inspiriert – sagt Sokrates, die Hauptfigur des Textes.

Obwohl die Positive Psychologie im Gegensatz zu Sokrates noch nicht viele Erkenntnisse zum Thema Unsterblichkeit sammeln konnte, hat auch sie die Wichtigkeit von romantischer Liebe (nicht zu verwechseln mit Romantik im Allgemeinen) erkannt. Sie kann eine der im Leben aufregendsten und bedeutsamsten Erfahrungen sein und bietet ein enormes Potenzial für die Selbstentwicklung und das persönliche Wachstum.

**Fragen**

Was kann Liebe laut Wissenschaft an Vorteilen vorweisen?

An dieser Stelle für Sie eine natürlich nicht erschöpfende Liste, die Ihnen einen guten Eindruck darüber vermitteln wird, was bereits schon als gesichert und vorteilhaft im Leben der Liebenden gilt. Viele der Befunde sind in Barbara Fredricksons Buch *Die Macht der Liebe: Ein neuer Blick auf das größte Gefühl* (2014) zusammengetragen. Fredrickson, Professorin für Psychologie an der University of North Carolina at Chapel Hill, ist eine der Pioniere auf dem Feld der Emotionen, hat maßgeblich an der Weiterentwicklung der Positiven Psychologie beigetragen und widmet der Liebe in Ihrem Werk und zahlreichen Artikeln viel wissenschaftliche Aufmerksamkeit. Hier eine kleine Übersicht einiger ihrer und der Erkenntnisse anderer Forscher:

1. Liebe ist eine Momentaufnahme, die sogar zwischen Fremden stattfinden kann, die eine für beide Seiten positive Erfahrung miteinander teilen.
2. Liebe ist eine Fähigkeit, die erlernt werden kann und die sogar einen Effekt auf die Aktivitäten Ihrer Gene hat.

3. Wenn Sie lernen, Liebe zu priorisieren, erhöhen Sie Ihre Resilienz schneller und stehen so nach Niederschlägen schneller wieder auf den Beinen.
4. Liebe ermöglicht es Ihnen, andere von ganzem Herzen in ihrer Person zu sehen, was Ihnen wiederum dabei hilft, Ihre übliche Ego-Perspektive zu überwinden (siehe auch Abschn. 2.3).
5. Liebe entsteht aus drei Dingen: geteilten positiven Emotionen, der Synchronität zwischen Biochemie sowie Ihrem und dem Verhalten eines anderen und schließlich aus dem Motiv, in das Wohlbefinden des anderen zu investieren.
6. Liebe hallt zwischen Menschen wider und gehört allen Beteiligten – sie einem Menschen zu geben heißt demnach nicht, dass andere dadurch weniger bekommen.
7. Das Gefühl von Sicherheit ist eine Voraussetzung für die Liebe und diese Sicherheit kann über kurze Momente von Zuneigung, eine Schutz versprechende Berührung (siehe Abschn. 3.11), einen beruhigenden Blick oder die Tonlage einer Stimme aufgetreten sein (Feldman 2007).
8. Menschen, die an Angstzuständen, Depression, Einsamkeit und geringem Selbstwertgefühl leiden haben eine begrenzte Fähigkeit, Liebe und Mitgefühl für sich selbst zu erleben (Neff 2012).
9. Augenkontakt ist ein potenter Auslöser für positive Resonanz (siehe Abschn. 3.12)
10. Liebende synchronisieren mit dem Blick in die Augen ihres Partners innerhalb von drei Minuten ihre Herzfrequenz (Ferrer und Helm 2012).
11. Sie können einige der positiven Effekte der Liebe alleine erfahren, wenn Sie z. B. über einen geliebten Menschen nachdenken; jedoch ist der Effekt geringer als beim persönlichen Kontakt.
12. Bei Nicht-Präsenz des Geliebten scheinen trotzdem große Kräfte im Spiel: Ein Experiment (Younger et al. 2010) zeigte, dass die Schmerzen von (einer leider zu kleinen und deshalb nicht sehr repräsentativen Gruppe von) 15 Versuchsteilnehmern stärker gelindert werden konnten, wenn sie Fotos ihrer/s Liebsten gegenüber den Bildern von Bekannten sahen.
13. Bei Langzeitbeziehungen mit einer tiefen und starken Verbindung lindert auch das Halten der Hand des Geliebten den Schmerz oder Stress (Carey 2006).
14. Die Auswirkungen und Effekte der Liebe können alleine durch die Stimme einer Person (z. B. über ein Telefonat) übertragen werden und somit den Augenkontakt ersetzen. Im Gegensatz zu anderen Formen der Kommunikation vermögen es verbale Konversationen, körperliche Informationen über akustische Eigenschaften in Echtzeit zu übertragen (Scherer et al. 2003).

15. Liebe hat Auswirkungen auf Ihren Körper und zwar auf zellulärer und auch molekularer Ebene. Wenn eine Person sich verliebt, wird der Nucleus Caudatus im Gehirn mit Dopamin geflutet. Je mehr Dopamin, desto mehr fühlt sich der Mensch „high". Das gleiche System wird bei der Einnahme von Kokain aktiviert (Fisher 2005).

16. Liebe hat weiterhin Auswirkungen auf die Entwicklung des Gehirns und führt dazu, mehr positive Emotionen und weniger Angst zu verspüren.

17. Wenn wir Liebe empfinden, schüttet unser Körper das Stresshormon Oxytocin aus, auch bekannt als „Liebeshormon". Es hat einen großen Einfluss auf das Empfinden von Ausgeglichenheit und Verbundenheit und reduziert unter anderem Stress.

18. Intensive, einschneidende Ereignisse wie eine Trennung, Scheidung, der Verlust, die physikalische Trennung von einem oder der Verrat durch einen geliebten Menschen verursacht reale physische Schmerzen im Bereich des Herzens. Dieser Zustand wird als *Broken Heart Syndrome* bezeichnet. Dabei wird das Herz durch emotionalen Stress bedingte Ausschüttung von Botenstoffen deutlich abgeschwächt, was zu starken Schmerzen in der Brust und Atemnot führt. Der Zustand wird oft als Herzinfarkt diagnostiziert und Frauen neigen im Vergleich zu Männern häufiger dazu (American Heart Association 2015).

19. Studien zeigen, dass man sich eher verliebt, wenn man eine Person in einer gefährlichen Situation (wie beispielsweise auf einer schwankenden Brücke) trifft und nicht z. B. in einem Büro (vgl. Fisher 2005). Dieses Phänomen wird als *Erregungsübertragung* bezeichnet. Körperliche Symptome des Verliebtseins (wie der schnellere Puls, der durch die Angst über die schwankende Brücke entsteht) werden dabei auf das Gegenüber projiziert und weniger mit der beängstigenden Situation verbunden.

Jüngste Untersuchungen bestätigen, dass viele positive Prozesse innerhalb von gesunden Liebesbeziehungen auftreten, die sowohl dem Selbst zugutekommen als auch der partnerschaftlichen Beziehung insgesamt, in der man sich befindet.

Evolutionär gesehen liegt der Fokus bei Liebe als fördernder Prozess, wenn es um die Auswahl von Sexualpartnern und die Aufzucht der Nachkommen geht. Fisher (1994) zieht aus ihrer intensiven Überprüfung bestehender Literatur den Schluss, dass es drei hauptsächliche Paarungssysteme gibt:

1. sexuelle Begierde
2. Attraktivität (also selektive Aufmerksamkeit gegenüber einem bestimmten Partner) und
3. die anhaltende Verbindung mit einem Partner, um Nachkommen aufzuziehen (engl. *attachment*).

Alle drei Prozesse konzentrieren sich auf das Überleben. Aus positiv psychologischer Sicht ist es jedoch zusätzlich interessant, die Suche nach dem maximalen Erfolg des Überlebens zu betrachten. Fisher sieht in der spezifischen Aufmerksamkeit gegenüber und dem Fokus auf einen anderen das, was wir umgangssprachlich als romantische Liebe bezeichnen würden.

## 2.1 Die Bindungstheorie (attachment theory)

Die *Bindungstheorie* ist eine der einflussreichsten Theorien, wenn es um das Verständnis romantischer Liebe, den Aufbau und die Veränderung enger Beziehungen im Laufe des Lebens geht. Sie entstand aus der frühen Mutter-Kind-Perspektive, lässt sich aber auch auf Erwachsene übertragen. Lassen wir die Kinder außen vor, ist leidenschaftliche Liebe eine Mischung aus dem Wunsch nach Bindung und sexueller Anziehungskraft.

Stehen zwei Menschen in einer *sicheren Bindung* zueinander, ist Liebe fast immer eine feine Angelegenheit. In einer *unsicher-ängstlichen Bindung* kann Liebe auch eine positive Erfahrung sein, ist aber meist mit Sorgen über die Verfügbarkeit von romantischen Partnern gekoppelt oder anders gesagt ist die Angst vor dem Alleinsein ständiger Begleiter in solchen Formen der Partnerschaft. Individuen in einer *unsicher-ambivalenten Bindung* kann Liebe eine durchaus negative Geschichte sein, weil es für einen Partner bedeutet, von der anderen Person abhängig zu sein, die als nicht vertrauenswürdig oder unzuverlässig angesehen werden könnte. Im Optimalfall bieten romantische Beziehungen jedoch einen Platz für viele Vorteile für beide Partner.

Ich weiß nicht, wie es Ihnen geht, aber romantische Liebe nur als Bindeglied zur Fortpflanzung zu sehen, finde ich ein wenig einseitig. Die Positive Psychologie bietet natürlich noch andere Ansätze, die sich vornehmlich auch mit unserer persönlichen Entwicklung beschäftigen.

## 2.2 Die Selbstentfaltungstheorie (self-expansion theory)

Das Modell der *Selbstentfaltung* befasst sich nicht nur mit der romantischen, sondern auch mit der Liebe im familiären Kontext und anderen sehr engen Beziehungen. Dieses Modell beinhaltet zwei in Beziehung stehende aber trotzdem einzigartige fundamentale Prinzipien, die für Beziehungen relevant sind:

1. die grundlegende Motivation, sein eigenes Potenzial, seine **Selbstwirksamkeit** zu vergrößern und
2. die Erreichung dessen durch enge Beziehungen, die es erlauben, den Partner und dessen **Ressourcen**, **Perspektiven** und **Identitäten** bis zu einem gewissen Grad auch „in das eigene Selbst" zu integrieren.

Das heißt nicht mehr, als dass Menschen nach dieser Theorie ihre Wirksamkeit erhöhen, indem sie enge Beziehungen kreieren, welche im Gegenzug das zur Verfügung stehende Material und die sozialen Ressourcen vergrößern. Das können Dinge wie soziale Unterstützung, Besitztümer, Informationen sein oder auch ein großes Netzwerk von Freunden. Perspektiven sind die Art wie wir unsere Welt einschätzen und (kausale) Erklärungen für Verhaltensweisen anderer Menschen generieren. Neue „Identitäten" beziehen sich auf die Erinnerungen und Charaktereigenschaften einer Person.

Selbstentfaltung ist nicht durch bewusste Motivation gekennzeichnet. Eine Person versucht also nicht ausschließlich, eine enge Beziehung einzugehen, um ihre physikalische und psychische Ressourcen zu erhöhen.

Am Ende suchen wir – nach Aron und Aron (1996) – einen Partner, der einen hohen sozialen Status und eine größere Anzahl von Ressourcen hat. Um die eigene Selbstentfaltung zu maximieren, betrachten wir aber unbewusst auch die Wahrscheinlichkeit, mit der diese Person loyal ist und selbst in einer engen Beziehung sein will.

---

**Fragen**

Wie kann man den Partner dann – rein platonisch gesehen – „in sich integrieren"?

Das „Selbst" wird oft als Wissen darüber beschrieben, wer wir sind (Aronson et al. 2008). Beide Partner, die eine Beziehung eingehen, sollten im Laufe der Zeit in eben dieser Beziehung Überlappungen bestimmter Aspekte bemerken. Wenn der Eine also seine Ressourcen zur Verfügung stellt, führt das häufig bei dem Anderen zu dem Glauben, diese Ressourcen seien nun die eigenen. Es ist fast so, als würden Sie den Dienstwagen Ihres Partners als Ihren eigenen und dessen Nutzung als selbstverständlich betrachten.

Diese neuen Ressourcen führen daraufhin zu einem stärkeren Einbeziehen des anderen in das eigene Selbst, indem auch die Perspektiven und Identitäten des anderen inkludiert werden.

So kann z. B. die Verhaltensweise, Fremden weniger des eigenen Geldes zu geben als dem eigenen Partner, mit der Selbstentfaltungstheorie und dem Einvernehmen des Partners in das eigene Selbst erklärt werden. Ressourcen (selbst die des Partners) sollen geschont werden, weshalb sie nicht so gerne freigiebig mit anderen geteilt werden.

Dieser Sinn für sich selbst (inklusive des Selbst des Partners) führt uns zu dem letzten fachlichen Ausflug.

## 2.3 Selbstmitgefühl und selbstloses Verhalten

Hinsichtlich des Überlebensdranges der Menschheit, dem Wunsch, sich zu vermehren und die Art zu erhalten, ist es verständlich, dass Menschen einen Hang haben, auf sich selbst zu achten, ihr eigenes Überleben zu sichern und zeitweise egozentrisch und eigennützig zu handeln. Aber auch in diesem Rahmen kamen jene häufig weiter, die kooperativ und gemeinnützig handelten.

Einige Theoretiker sind der Auffassung, dass es Dinge wie echtes Mitgefühl, Altruismus und wahre Liebe nicht gibt, weil helfendes und liebendes Verhalten immer auch für den Helfer oder Liebenden Vorteile birgt. Andere vertreten die Meinung, dass Menschen diesen Gewinn aus prosozialem Verhalten oft als eben nicht geplanten Nebeneffekt erfahren, als Nutzen ihrer Antwort auf die Bedürfnisse anderer (Batson et al. 2002).

Der Grad, in dem sich Menschen *selbst* freundlich oder harsch behandeln, steht in enger Beziehung zu einer Wahrnehmung der Welt, die nicht oder wenig egozentrisch ist (im Gegensatz zu *egoistisch* ist *egozentrisch* Ausdruck einer Weltauffassung, die alles in Bezug auf die eigene Person sieht; sie zielt nicht auf einzelne Handlungen ab).

Es gibt Zeiten, in denen wir kritisch und möglicherweise sogar selbstbestrafend sind und andere Phasen, in denen wir uns freundlich und auch vergebend gegenüber uns selbst verhalten. Der Innere Kritiker nimmt sich Urlaub oder hört zur Abwechslung mal weg. Aktuelle Forschung über *Selbstmitgefühl* – der Tendenz, sich in Zeiten von Verlust, Misserfolg, Ablehnung oder anderen stressenden Ereignissen selber mit Freundlichkeit und Mitgefühl zu begegnen – zeigt, dass ein liebender Umgang mit sich selbst einen starken Zusammenhang mit erhöhtem Wohlbefinden aufweist (Neff et al. 2005).

Ein Hauptmerkmal von Selbstmitgefühl ist ein schwach ausgeprägtes egozentrisches Weltbild, das zusammenhängt mit der Haltung, sich selbst nicht so ernst zu nehmen. Eine Hauptkomponente von Selbstmitgefühl ist die Erkenntnis, dass wir mit unseren Problemen, Herausforderungen und Traumata nicht alleine dastehen.

Selbstmitfühlende Menschen sehen sich in Verbindung mit allen anderen und haben ein Verständnis der geteilten Natur des Menschen (Neff 2008) – jeder

Mensch leidet und die Wahrscheinlichkeit bei über sieben Milliarden Menschen auf der Welt ist groß, dass Sie mit einem aktuellen Leiden in guter Gesellschaft sind. Das löst das Leiden vielleicht nicht, kann aber für etwas Entspannung sorgen oder Mut machen, bei anderen nach Lösungen zu suchen oder zu fragen.

Diese Wahrnehmung von Identität fördert natürlich nicht nur die Nähe zu und Verbundenheit mit anderen, sondern führt auch zu weniger selbstkritischem Verhalten und geringerem Interesse an persönlichen Ergebnissen (Neff 2008).

Eine gute Voraussetzung für eine liebende Beziehung, finden Sie nicht?

▶ Ich möchte damit nicht vorschlagen, dass Sie Ihr Leben auf eine wenig selbstaufmerksame Art verbringen. In einigen Fällen ist eine sich selbst von anderen abgrenzende Denkweise durchaus von hohem Nutzen und insbesondere in der „westlichen Welt" wird uns eine individualistische Haltung (wir sind anders als der andere) schon von Kindheit an beigebracht. Sich miteinander verbunden und nah zu fühlen schließt aber die wunderbare Einzigartigkeit jedes Einzelnen nicht aus.

Weiterhin zeigen wissenschaftliche Befunde, dass wir Menschen uns häufig irren, wenn wir aus selbstsüchtiger Perspektive entscheiden – speziell in Situationen, in denen diese Einstellung unnötig oder sogar dysfunktional ist. Bisher ist es leider selten der Fall, dass wir *zu* fokussiert auf das Wohlbefinden anderer sind als auf unser eigenes – obwohl Liebe, Aufgeschlossenheit und Offenheit zu anderen bewiesenermaßen viele Vorteile für uns bergen.

Wie können Sie Charakterzüge wie Demut, Offenheit oder auch Weisheit fördern und mit hoher Wahrscheinlichkeit auch eine weniger selbstzentrierte Haltung stärken können? Impulse dazu finden Sie z. B. in Positive Psychologie – Erfolgsgarant oder Schönmalerei (Tomoff 2017).

Mit diesem kleinen Ausflug in ein paar der aus der Positiven Psychologie stammenden Themen haben wir einen guten Rahmen, um uns mit den praktischen Vorteilen aus diesem Wissen zu beschäftigen. Ich möchte Sie zuerst in ein Gebiet führen, das gerade mit romantischer Liebe häufig in Zusammenhang steht: Leidenschaft.

# Erkenntnisse der Positiven Psychologie zur Stärkung Ihrer Beziehungen

Kann das Gefühl der romantischen Liebe – unabhängig von einer ehelichen Gemeinschaft – überhaupt anhalten? Die Wissenschaft sagt Ja zu dieser Frage. Und viel häufiger als wir annehmen, ist die Liebe tatsächlich auch der Grund für Hochgefühl und Wohlgefühl in einer Beziehung. Dabei lässt sich hervorragend streiten über den Fakt, dass oft noch zynisch getrennt wird zwischen der sexuellen und eben jener romantischen Perspektive der Liebe.

In Langzeitpartnerschaften, *die* funktionieren, tendiert romantische Liebe über die Jahre mehr in eine Kameradschaft überzugehen und das Gefühl der Liebe näher an einer Freundschaft zu sein als an dem Gefühl, das Paare in den ersten Monaten ihrer gemeinsamen Zeit empfinden.

Die Schätzungen gehen etwas auseinander, dass romantische Liebe, welche mit Euphorie, Abhängigkeit, schwitzenden Handflächen, Schmetterlingen im Bauch und ähnlichen Phänomenen in Verbindung gebracht wird, zwischen einem Jahr (BBC News 2005) und etwas länger anhält (Fisher 2005). Nach ungefähr diesem ersten Jahr beginnt die „engagierte/verpflichtende Liebe" (engl. „committed love"), deren Erscheinen mit einem verminderten Neurotrophin-Proteinspiegel verknüpft ist.

Neurotrophine spielen hauptsächlich beim Aufbau und beim Abbau von neuen Nervennetzen eine große Rolle und tragen auch zur Gedächtnisbildung bei. Dass sich Neurotrophin-Werte beim Verlieben und dem Übergang in die Phase der vertrauteren Liebe verändern, hält Andrea Blöchl als Expertin und Forscherin dieser körpereigenen Signalstoffe für möglich (Pte.online 2005).

Um zu unterscheiden, in welcher Phase Sie sich (noch oder schon) befinden, kann Ihnen die Beantwortung der folgenden Fragen eine Richtung geben (Hatfield und Sprecher 1986; freie Übersetzung aus dem Englischen Anm. d. Autors):

© Springer Fachmedien Wiesbaden GmbH 2017
M. Tomoff, *Positive Psychologie in Liebe und Partnerschaft,*
essentials, DOI 10.1007/978-3-658-15989-4_3

Sind Sie leidenschaftlich verliebt? Dann beantworten Sie diese Fragen wahrscheinlich mit Ja:

- Ich finde es schwer zu arbeiten, weil ich immer an meinen Partner denken muss.
- Ich bin so mit meinem Partner beschäftigt, dass ich nicht im geringsten Interesse an jemand anderem habe könnte.
- Ich habe schreckliche Angst, dass mein Partner mich vielleicht ablehnen könnte.

Für kameradschaftliche Liebe steht das Ja auf diese Fragen:

- Mein Partner ist einer der sympathischsten Menschen, die ich kenne.
- Mein Partner ist die Art von Person, die ich gerne sein würde.
- Ich habe großes Vertrauen in das gute Urteilsvermögen meines Partners.

Auch wenn es für viele von uns ein großes Verlangen ist, die romantische, heiße und innige Liebe bis ans Lebensende zu leben – es gibt evolutionäre, physiologische und auch praktische Gründe, warum leidenschaftliche Liebe nicht sehr lange andauern kann. Stellen Sie sich vor, was passierte, wenn wir weiterhin besessen über unseren Partner herfielen und jeden Tag mehrmals Sex miteinander hätten – wir wären nicht sehr produktiv bei der Arbeit, könnten unseren Kindern nur begrenzt Aufmerksamkeit schenken, unsere Freunde noch seltener sehen oder unserer Gesundheit schon gar nicht nachkommen. Und wenn Sie jetzt denken, dass Sie diesen Preis bezahlen würden, hier noch ein Zitat aus dem Film „Before Sunset" (2004), in dem sich zwei ehemals Liebende nach neun Jahren erneut treffen und darüber diskutieren, was geschähe, würde Leidenschaft im Laufe der Zeit nicht schwächer werden …

> We would end up doing nothing at all with our lives./Wir würden am Ende rein gar nichts mit unserem Leben anfangen.

In der Tat teilen Menschen, die sich glühend lieben, einige Schlüsselmerkmale mit Süchtigen und Narzissten und wenn diese Anzeichen unvermindert Bestand haben, fordern sie irgendwann ihren Tribut.

Glücklicherweise sind sowohl die leidenschaftliche als auch die kameradschaftliche Liebe essenziell für unser Überleben und Reproduzieren. Erstere, um uns überhaupt zueinander zu bringen und unsere Energie in den Aufbau und Bestand einer Beziehung zu lenken. Letztere, um eine stabile, langfristige und mit Engagement versehene Partnerschaft mindestens so lange aufrecht zu erhalten, bis unsere Gene weitergegeben sind und wir wissen, dass diese auch in unseren Nachkommen überleben.

In Bezug zum Wohlbefinden gibt es für jede Art der Liebe eine eigene Art: Die eine ist möglicherweise spannender, erregender, lebendiger, die andere sinnerfüllter. Für all jene, die es trotzdem schade finden, dass die passionierte Liebe sich selten mit der kameradschaftlichen kombinieren lässt, möchte ich einen Impuls geben:

Unsere **Erwartungen** mögen vielfach zu hoch bzw. dem Zweck gegenüber nicht angemessen sein. Die Idee der Romantik führt leicht zu Missverständnissen, wofür eine Partnerschaft oder eine Ehe letztlich da ist. Sie ent-täuscht uns, wenn unsere romantischen Vorstellungen nicht erfüllt werden. Wenn wir darüber nachdenken, was wir möglicherweise als Langeweile, fehlende Leidenschaft oder Unzufriedenheit zu erkennen glauben, könnten wir zu dem Ergebnis kommen, dass wir von einer sehr „gewöhnlichen" Sache außergewöhnliches erwarten.

Trotzdem kann sowohl die Leidenschaft als auch die Kameradschaft in einer Beziehung rapide abnehmen. Und jedem Leser fallen sicherlich Gründe ein, warum das geschehen mag.

> **Fragen**
> Kann denn nichts gegen das Abnehmen der Leidenschaft in einer Partnerschaft getan werden? Was ist mit geteilten Werten und Aktivitäten? Hält das die (generelle) Liebe in der Beziehung *nicht* am Leben?
>
> Und welche Möglichkeiten haben Partner (oder Freunde) noch, um weiterhin glücklich und liebe-voll in Beziehung zu bleiben?

Doch, es kann etwas dagegen unternommen werden. Es gibt in der Tat einige Interventionen und Gewohnheiten, die dem Wunsch nach Aufrechterhaltung der Leidenschaft entgegenkommen. Einige sind trivialer Natur, andere – und auf die möchte ich mich an dieser Stelle konzentrieren – sind nachgewiesenermaßen nützliche Verhaltensweisen, die der Liebe und der Partnerschaft einen positiven Kick geben.

## 3.1  Schaffen Sie Mikromomente der Positivität

> **Fragen**
> Wie beschreiben Wissenschaft und evolutionäre Psychologie die Liebe – und geben sie auch Hinweise zu ihrer Stärkung?

Barbara Fredrickson hat sich – wie bereits beschrieben – intensiv mit Emotionen beschäftigt. Daneben betrachtet sie auch das positive Verhältnis von Emotionen und Gedanken. In ihrem Buch (Fredrickson 2014) liegt ein starker Fokus auf dem Teilen von Positivität, also einer positiven Resonanz zwischen Menschen.

Um Liebe als relativ breit gefächerten Begriff messbar zu machen, hat Fredrickson verschiedene Anteile von Liebe operationalisiert und damit nutzbar gemacht für die Evaluation. Hauptsächlich durch die täglichen Berichte ihrer Versuchspersonen über das Ausmaß des Gefühls, jemandem nahe zu sein, sowie auch über die genaue Codierung nonverbalen Verhaltens, die durch Videoaufnahmen von Interaktionen mit anderen kategorisiert und ausgewertet wurden.

Weiterhin werden das Empfinden von Verbundenheit und die Berichte und Codierungen nonverbaler Verhaltensweisen mit biologischen Markern für Gesundheit gepaart, wie z. B. dem Blutdruck, Oxytocinwerten und Veränderungen in den Genexpressionen innerhalb des Immunsystems.

Neueste Erkenntnisse zeigen, dass es „Mikromomente" der positiven Resonanz gibt, die die Verbindung zwischen Gehirn und Herz stetig stärken, sodass wir uns von Tag zu Tag gesünder fühlen. Menschen, die sozial stärker ver- und eingebunden leben, tun dies auch länger und gesünder.

Es ist für mich persönlich überraschend, dass diese extrem kurzen Mikromomente einen nachhaltigen Effekt auf unsere Gesundheit (und damit indirekt auch auf unser Wohlbefinden) haben. Aber die Forschung zeigt, dass sie nicht nur kurzfristige Vorteile verschaffen, sondern sogar im Schnitt die Lebensdauer erhöhen. Auch hier finden wir die Erkenntnis wieder, die schon beim Thema Berührung ersichtlich war: die Aufwärtsspirale, die durch die Anwendung von kleinen und kurzen Momenten in Gang gebracht wird und zwischen sozialem und körperlichem Wohl eine nützliche Brücke bildet.

Liebe und diese anhand kurzer und schöner Momente auch zu zeigen und zu (er)leben, macht Sie also nicht nur gesünder. Ein gesünderes Leben stärkt ebenfalls Ihre Kapazität zu lieben.

## 3.2    Positive Blindheit

In einer Arbeit der Universität Genf von Marcel Zentner (2005) wurden 470 Studien untersucht und Belege dafür gesucht, dass Liebe …

- tatsächlich aufgrund von guter Kommunikation, geteilten Werten, einem stabilen Netzwerk von Freunden und Bekannten besteht;
- auf Basis einer stabilen Kindheit aufgebaut ist
- dadurch entsteht, dass Streitigkeiten zwischen Partnern fair und wertschätzend aus der Welt geräumt werden.

Zentner fand allerdings keine Kombination von positiven Charaktereigenschaften, die Belege für diese Thesen liefern konnte. Mit *einer* Ausnahme: Paare, in denen die Liebe auch über Jahre hinweg noch eine große Rolle spielte, bewahrten sich eine Art von "Blindheit" gegenüber dem Partner, eine positive Illusion.

Dass in den ersten Monaten der Boden, auf dem der Partner wandelt, heilig ist und er oder sie an Schönheit, Intellekt und Witzigkeit nicht zu überbieten ist, mag normal sein. Doch wo der Durchschnitt seinen Partner wieder von dem hohen Podest herunterholt, gibt es bei vielen „erfolgreichen" Paaren eine Ignoranz gegenüber den Makeln des Partners. Und das wiederum ist wichtig für eine lang anhaltende Beziehung zueinander, denn Männer und Frauen, die ihren Partner kontinuierlich als attraktiv, lustig, freundlich und sexy betrachten und als idealen Partner ansehen, bleiben zufrieden mit der Beziehung.

## 3.3 Gemeinsam neue Dinge ausprobieren

Es müssen also nicht die gemeinsamen Eigenschaften sein. Man hört immer wieder, dass Gegensätze sich anfangs anziehen, später aber die Gemeinsamkeiten überwiegen sollten, also beispielsweise Hobbys, die gemeinsam ausgeübt werden. Das ist aber nur *ein* Teil des Rezeptes.

Miteinander sehr zufriedene Partner, die stetig gemeinsam neue Dinge ausprobieren, überwinden den Beziehungskiller Langeweile auf eine sehr aktive Art und Weise. Sie erleben nicht nur eine starke physische und emotionale Anziehungskraft zueinander, sondern sehen gemeinsame, fordernde Aktivitäten als Wachstum der Beziehung, als Wissenserweiterung und gemeinsames Portfolio von Erfahrungen (Aron et al. 2001; siehe auch Abschn. 2.2).

Schlussfolgernd bieten sich daraus viele Möglichkeiten: gemeinsam neue Länder und Kulturen erkunden, neue Menschen in den Kreis der Bekannten und Freunde lassen und sich mit diesen auseinandersetzen, zum Karaoke-Abend gehen und sich beim Blamieren anlachen, Tanzstunden beginnen, gemeinsam überlegen, ob es Gott gibt, im Garten (oder Wohnzimmer) zusammen zelten, Bäume umarmen oder ausreißen, irgendwo (d)runter schauen…

Gemeinsame Erlebnisse sind – ebenso wie für jeden einzeln – immer eine Möglichkeit, einen neuen Anker zu setzen, eine neue Markierung in der Beziehung, einen Höhepunkt auf der Zeitleiste.

▶ Übrigens können Sie der Gewöhnung an das Neue auch mit einer eher unüblichen Technik trotzen: Es scheint eine viel versprechende Methode zu sein, die Alltagsroutinen durcheinander zu wirbeln, indem man positive Erfahrungen *unterbricht*. Paradox, aber eine Massage für 20min zu unterbrechen, sich während eines Films von Werbung oder

beim Anhören eines guten Albums von 20-Sekunden-Pausen unterbrechen zu lassen, macht die Erfahrung laut Positiver Psychologie spa-
ßiger (Nelson und Meyvis 2008).

## 3.4    Individuelle Unabhängigkeit

Zufriedene Paare behalten sich aber nicht nur die gemeinsamen Erkundungen
bei, sondern auch eine individuelle Unabhängigkeit voneinander. Bedürftigkeit
ist der Feind lang anhaltender Begierde füreinander, welche laut Paartherapeutin
und Autorin Esther Perel ein wichtiger Bestandteil romantischer Liebe ist (Perel
2006). In ihrem sehr beliebten TED Talk „The secret to desire in a long-term relationship" (Perel 2013) fragt sie, warum das sexuelle Verlangen die Tendenz hat,
im Laufe der Zeit zu verblassen, und zwar auch in liebevollen Beziehungen.

Ihre Antwort darauf begründet Perel mit dem nachvollziehbaren Bedürfnis,
in der Beziehung nach Sicherheit, Geborgenheit und Stabilität zu suchen, deren
Erscheinen wiederum das erotische Knistern dämpfen. Wenn Paare aber eine
Unabhängigkeit voneinander bewahren und sich gegenseitig dabei zusehen, in
eigenen Aktivitäten aufzugehen und die Kompetenz des anderen zu erkennen,
sehen Partner sich auch fortwährend in neuem Licht. Wollen Sie also dieses Knistern beibehalten, geben Sie Ihrem Partner den Raum, *das* zu tun, wobei er gut ist
und stellen Sie sicher, dass Sie das auch mitverfolgen und bestaunen können.

Da die Positive Psychologie nicht nur ein Spielplatz zum Ausleben der eigenen Stärken ist, sondern auch ein großer Verfechter vom bewussten Umgang und
Feiern von Erfolgen, sehen Sie Ihrem Partner dabei zu, wie er bei einer Tätigkeit
selbstbewusst und voller Leidenschaft vorgeht. Das wird Sie nicht kalt lassen.

## 3.5    Leidenschaft im Leben – Leidenschaft in der
Beziehung

Psychologen um Daniel O'Leary fanden heraus, dass eine starke Leidenschaft im
Leben dabei helfen kann, auch eine starke Leidenschaft innerhalb der lebenslangen
romantischen Beziehung aufrecht zu erhalten (O'Leary et al. 2012). Für Menschen,
die die Eigenschaft aufwiesen, bezüglich des eigenen Lebens in vielerlei Hinsicht
begeistert, voller Lust und starker Emotionen zu sein, war die Wahrscheinlichkeit
größer, auch eine erfolgreich leidenschaftliche Paarbeziehung zu haben.

Lassen Sie sich nicht von diesem vermeintlich profanen Ergebnis beirren: Es
bedeutet nicht, dass leidenschaftliche Menschen *generell* bessere oder erotischere
Beziehungen pflegen und jene das Nachsehen haben, die das *nicht* sind. Der Fund

soll vielmehr Mut machen, die Augen zu öffnen für das, was um Sie herum vorhanden ist, sich jedoch häufig der Aufmerksamkeit entzieht.

Die Positive Psychologie nennt diese Fähigkeit oder Übung „savoring", also den Genuss oder das Auskosten der Wunder, die jederzeit greifbar und ersichtlich sind: die Schönheit alter und noch ganz junger Menschen, die tausend Formen in Ihrer Umgebung, die Verschiedenartigkeit Ihrer Freunde, die Perfektion der Natur, die emotionale Fülle von Musik oder… Ihren wundervollen Partner.

Der Umkehrschluss liegt auf der Hand: Wollen Sie Leidenschaft in Ihrer Beziehung, schauen Sie, wo Sie leidenschaftlich in Ihrem Berufsleben, bei Ihren Hobbys oder innerhalb Ihrer Interessen sein können. Die Wahrscheinlichkeit ist hoch, dass Sie diese intensiven Emotionen transportieren können.

Im schlimmsten Fall durch das leidenschaftliche Werfen von Blumentöpfen …!

## 3.6  Die Beziehung als gemeinsame Reise der Selbstverwirklichung betrachten

War es vor 150 Jahren noch normal, aus Gründen der Sicherheit und des Schutzes zu (ver)heiraten, kommen Paare heute vornehmlich zusammen, weil sie ein gemeinsames Interesse an Selbstverwirklichung und persönlicher Erfüllung hegen (siehe dazu wiederum Abschn. 2.2 zum Thema Selbstentfaltung).

Das Ergebnis kann auf der einen Seite tatsächlich erfüllender und befriedigender für beide sein, fordert allerdings auch von beiden Partnern mehr Einsatz, mehr Energie, mehr Zeitinvest für eine erfolgreiche Beziehung. Nicht selten scheitern solche sich selbst verwirklichenden Partnerschaften in enttäuschten Erwartungen, in zu hohen Zielen, in unrealistischen Forderungen aneinander. Arbeiten jedoch beide Partner bewusst an ihrer Einstellung und erkennen beim andern an, dass dies eine Reise des gemeinsamen Wachstums ist, vergibt man sich, reißt sich zusammen, rappelt sich wieder auf und packt noch einmal an.

Und Sie wissen ja jetzt … andere beim Erreichen Ihrer Selbstentfaltungsziele zu unterstützen und sich eben nicht egoistisch auf die eigenen zu konzentrieren, wird auch Ihr eigenes Wohlbefinden und die Qualität Ihrer Beziehung stärken.

## 3.7  Aktiv konstruktiv auf gute Neuigkeiten reagieren

Man könnte meinen, dass die engsten, intimsten und vertrauensvollsten Beziehungen von den weniger guten dadurch zu unterscheiden sind, wie sich die Partner im Falle von Enttäuschungen, Verlusten und Niederlagen begegnen. Fakt ist aber, dass blühende Beziehungen jene sind, in denen die Paare „aktiv und konstruktiv" auf gute Neuigkeiten wie Erfolge und unverhoffte Siege des Partners reagieren, also mit Interesse und Freude (Gable et al. 2004).

Wenn Ihr Ehepartner Ihnen also von seiner Beförderung berichtet, ist es förderlich für die Erinnerung und die damit verbundenen Emotionen, (wenn möglich authentisch) freudig und euphorisch zu reagieren und nach Details zu fragen. Das zeigt, dass es Sie wirklich interessiert, was Ihr Partner erreicht hat.

Vermeiden Sie für die Beziehung aktiv zerstörerische Kommentare („Dann musst Du jetzt wahrscheinlich auch noch am Wochenende arbeiten!"), ein passives- bzw. Nicht-Eingehen auf die Neuigkeit oder auch nur eine stille Unterstützung (keine oder nur sehr wenig Euphorie zu zeigen).

Wo funktionierende Beziehungen auf der einen Seite mit einer gewissen Blindheit für die negativen Aspekte der anderen Person ausgestattet sind, ist die Wertschätzung, Bestätigung und das Auskosten der guten Neuigkeiten des Partners eine effektive Strategie, um Ihrer Beziehung einen Boost zu verschaffen. Die positiven Effekte sind schon nach einer Woche ersichtlich, wenn Sie dreimal am Tag auf authentische und ehrliche Weise Verständnis, Unterstützung und Freude über Informationen zeigen (Schueller und Seligman 2007).

Und wenn Sie keine News vom Partner bekommen, graben Sie ein wenig tiefer. Für Menschen, die sich nicht freigiebig öffnen, kann das Zwiegespräch eine hervorragende Variante sein, sich mitzuteilen.

## 3.8   Nehmen Sie sich regelmäßig Zeit (für Zwiegespräche)

So profan dieser Tipp, diese „Intervention" sich auch anhören mag – Partner aus erfolgreichen Ehen reden miteinander. Und das nicht zu knapp. Setzen Sie sich also die Zeit mit Ihrem Partner auf die Terminliste oder etablieren Sie einen fixen Tag in der Woche, an dem Sie sich abends zusammensetzen und die Woche Revue passieren lassen, das besprechen, was Sie beschäftigt, Erfolge des anderen mitfeiern oder Probleme anhören.

Eine schöne Variante ist das Zwiegespräch (Moeller 1997). Das von dem deutschen Arzt und Psychoanalytiker Michael Lukas Moeller und seiner Frau Célia Maria Fatia entworfene Selbsthilfekonzept hilft, schwierige Themen auf strukturierte Art und Weise anzugehen und durch wenige Regeln zu gliedern, sodass auf Dauer ein tieferes und besseres Verständnis unter den Partnern entsteht.

Der Vorwurf oder die Belehrung des anderen ist dabei tabu. Das Prinzip „Jeder entwickelt sich selbst und hilft damit dem anderen, sich zu entwickeln" steht im

Vordergrund und soll dazu beitragen, einen positiv geführten, 90-minütigen und regelmäßigen Dialog zu entwickeln.

Faszinierend ist die starke (aber nie im Buch genannte) Verbindung zur gewaltfreien Kommunikation (z. B. Rosenberg 2013). So ist erst einmal das eigene Wohlbefinden wichtig. Dabei steht die Frage „Was bewegt mich momentan am stärksten" im Zentrum der zum Austausch führenden Monologe. So werden sowohl eigene Reflexion und das Mit-teilen gefördert als auch die Chance für das Gegenüber, etwas über Ängste, Wünsche, Bedürfnisse und Ziele des anderen zu erfahren (Tomoff 2012).

## 3.9 Drücken Sie Wertschätzung, Bewunderung und Zuneigung auch aus

Wenn Sie sich die Zeit genommen haben, um mit Ihrem Partner etwas Zweisamkeit zu verbringen, nutzen Sie die folgenden Ergebnisse aus mehr als zwei Jahrzehnten Ehe-Forschung: Glückliche Paare sind durch ein 5:1-Verhältnis charakterisiert, was positive gegenüber negativen Interaktionen angeht (Gottman 2014). Das bedeutet, eine negative Interaktion kann durch fünf positive kompensiert werden.

Das Kommunizieren von Wertschätzung und Bewunderung ist eine der wichtigsten und am stärksten verbindenden Verhaltensweisen. Das Kritisieren, Vorwerfen und Belehren hat dabei jedoch – wie Sie anhand der Verteilung leicht erkennen – ein noch größeres Gewicht.

Menschen ein Kompliment zu machen und damit Wertschätzung und auch Aufmerksamkeit zu schenken, aktiviert laut der Erkenntnisse japanischer Wissenschaftler dasselbe Belohnungszentrum wie das Auszahlen von Bargeld an selbige Person (Izuma et al. 2008).

Da die Häufigkeit Ihrer Verhaltensweisen eine solch große Rolle spielt, gilt es zuerst einmal, die Anzahl der positiven zu erhöhen, um auch kleine Momente mit mehr Wichtigkeit auszustatten. Ein spontaner Kuss bei der Hausarbeit oder ein Zettel in der (noch unbemilchten!) Müslischale kann da schon Wunder wirken.

Fallen Ihnen direkte Liebesbekunden (noch) schwer, nutzen Sie indirekte Wege: Hängen Sie für jeden ein Kästchen gut sichtbar auf und werfen Sie immer mal wieder ein Zettelchen ein, auf dem Konkretes („Ich bin so stolz auf Dich, wie Du das Problem mit Deinem Chef gelöst hast") oder auch mal Generelles steht („Ich bewundere Dich für das, was Du jeden Tag aufs Neue für die Familie tust!"). Das hat neben der Sammlung von reizenden Zetteln auch noch den wundersamen Effekt, dass Sie bewusster mit diesen Momenten und Möglichkeiten umgehen und dazu häufiger wahrnehmen, was Ihren Partner so großartig macht.

In der häufigen Aussprache liebenswürdiger Dinge liegt auch häufig das Ziel, mehr zu dem zu werden, der man eigentlich auch sein möchte. Tatsächlich unterstützen sich Partner in den florierendsten Beziehungen bei dem Wunsch, dem idealen Selbst näher zu kommen – so, wie Michelangelo es tat, als er aus einem Steinblock das freistellte, was er liebte. Deshalb nennt man diesen Effekt auch den *Michelangelo-Effekt* (Drigotas et al. 1999). Weil sich zufriedene und stabile Paare mit ihrer positiven Blindheit relativ zu anderen Paaren mehr idealisieren (Murray et al. 1996), ist die Wahrscheinlichkeit auch größer, dass sie durch ihr Verhalten das positiv gefärbte Bild des Partners unterstützen und wahr werden lassen.

## 3.10    Schaffen Sie eine medial freie Zone

Für die meisten Menschen ist der Fernseher nicht nur das Zentrum des Wohnzimmers, sondern auch eine gern in Anspruch genommene Ablenkung. Die Zahl derer steigt zwar, die keinen Fernseher mehr ihr Eigen nennen, dafür sind aber Laptops oder Tablets ein guter Ersatz, um z. B. Video-on-Demand zu nutzen.

Es ist erstaunlich, dass viele Paare sich einig sind, dass sie kaum Zeit füreinander haben. Fragt man sie jedoch, wie viel Zeit sie in der Woche fernsehend verbracht haben, ist eine Überraschung im wahrsten Sinne des Wortes vorprogrammiert.

Lassen Sie auch das Handy weg (oder zumindest im Flugzeugmodus in der Tasche). Alleine die Präsenz eines Mobiltelefons kann die Qualität Ihrer Konversation schon erheblich mindern (Misra et al. 2014).

▶ Auch John Gottman, Wissenschaftler und Zeuge tausender von Interaktionen zwischen Paaren, kann von einem großen Fundus an hilfreichen Mitteln berichten, die eine Beziehung kitten, retten oder stärken, um diese noch mehr zu genießen.

Sein Buch *Die 7 Geheimnisse der glücklichen Ehe* ist – trotz des eher reißerischen Titels – ebenfalls ein sehr guter Startpunkt, um weitere – auch speziell im Ehebereich profilierte – Interventionen und Übungen auf die Agenda einer Paarbeziehung zu setzen (Gottman 2014). Aufgrund seiner mit Videoaufnahmen über Jahre hinweg entstandene Langzeit-Datenbasis kann Gottman mittlerweile mit bis zu 91 %iger Genauigkeit voraussagen, welche Paare noch länger das Vergnügen miteinander haben und welche sich über kurz oder lang scheiden lassen werden. Und eine

91 %ige Wahrscheinlichkeit auf eine richtige Voraussage ist auch im wissenschaftlichen Betrieb eher die (positive) Ausnahme.

Ob Gottmans Punkte nun als „Geheimnisse" durchgehen oder als eine Erinnerung für Sie fungieren – egal! Solange etwas funktioniert und sogar noch eine wissenschaftliche Datenbasis zu eigen hat…

## 3.11   Die Macht der Berührung

Nein, das ist nicht der Teil, bei dem die minderjährigen Leser weiterblättern müssen. Es ist *der* Teil, der den Sinn mit dem größten ungenutzten Potenzial beschreibt. Der Tastsinn ist nicht nur ein häufig unterschätzter, sondern ein sehr effektvoller für die Steigerung des eigenen und fremden Wohlbefindens.

Wenn wir die Wichtigkeit der Berührung in einer romantischen Beziehung thematisieren, denken sieben von zehn Lesern höchstwahrscheinlich an Sex. Diese automatische gedankliche Verknüpfung ist aus Gesichtspunkten der Evolution nachvollziehbar, aus Sicht der Positiven Psychologie unglücklich, denn die Auswirkungen von Berührung sind noch wesentlich breiter und stärker als über die sexuelle Seite erkenntlich wird.

Denn wesentlich kürzere und schnellere Berührungen – wie ein Schulterklopfen, ein Händedruck, eine Umarmung, das kurze Tippen mit der Hand auf den Unterarm des Gegenübers – sind oft fast unmerklich ausgeführte, aber trotzdem wirkungsvolle Berührungen. In der Tat laut Wissenschaft *so wirkungsvoll,* dass sie Solala-Ehen oder -Partnerschaften retten können.

Der Tastsinn ist der am stärksten entwickelte Sinn bei Neugeborenen. Körperlicher Kontakt ist schon für Babys mit besserer physischer und mentaler Gesundheit verknüpft (Korner 1990). Das konnte schon in Experimenten gezeigt werden, in denen Babys mit Tragetuch oder einer anderen „känguru-artigen" Technik umhergetragen wurden. Oder – und das stellt das negative Gegenbeispiel dar – die großen Schaden durch das Ausbleiben von Berührung erfuhren.

Einige Forscher aus der Entwicklungspsychologie (siehe z. B. Bowlby 1951; Harlow 1958) zeigten schon früh in beeindruckenden Experimenten, dass Berührung einen kritischen Faktor darstellt, wenn ein Kind eine gesunde Bindung und das Gefühl von Sicherheit zu seinen Bezugspersonen entwickeln soll (siehe auch Abschn. 2.1).

Wo Kleinkinder beim Vorhandensein solcher Voraussetzungen schnell das Zutrauen entwickeln, ihre Umgebung zu erkunden, zeigen im Kontrast dazu jene Ängstlichkeit, Misstrauen und einen Widerwillen zum Explorieren, denen Berührung verwehrt worden war.

Trotz dieser schon häufig bewiesenen und früh erkannten Grundbedingungen ist die Akzeptanz von Berührungen z. B. im Business-Kontext nur selten in dem Umfang gegeben, in dem sie den Nutzen für Gesundheit und Wohlbefinden ausreizt. So gibt es sowohl Unterschiede bei Arten (nicht-menschliche Primaten verbringen z. B. 10–20 % ihrer Wachzeit mit der gegenseitigen Körperpflege), Geschlechtern und auch innerhalb verschiedener Kulturen.

Ein Pionier dieser Beobachtungen ist Sidney Jourard, der schon 1960 das Kommunikationsverhalten in Bezug auf Berührung in Cafés untersuchte. Er fand heraus, dass sich in England zwei Freunde während einer Konversation durchschnittlich pro Stunde kein einziges Mal berührten, in Amerika ganze zwei Mal. In Frankreich schoss diese Zahl auf 110 Berührungen pro Stunde nach oben und in Puerto Rico berührten sich die Freunde ganze 180-mal, also durchschnittlich dreimal pro Minute!

Diese Unterschiede können z. B. in internationalen Konzernen häufig überraschen, wenn ausländische Kollegen aus z. B. südländischen Kulturen zum Abschied ihre Wange an die Ihre schieben und auch Männer sich plötzlich häufiger umarmen oder auf die Schultern klopfen.

Wenn Sie sich also in Ihrer Beziehung langweilen oder bemerken, dass Sie gereizter sind als üblich – geben Sie dem großartigen Feld der (nicht-sexuellen) Berührung eine Chance. Den Gedanken zu überwinden, dass *zuerst* die Leidenschaft da sein sollte, bevor Sie *irgendetwas anfassen,* ist die erste und wichtigste zu überwindende Hürde. Alles, was danach kommt, tut sowohl Ihnen als auch Ihrem Partner gut und wird dazu beitragen, Wärme und Zärtlichkeit zu beleben.

Eine einfache Berührung wird dazu führen, dass sich nicht nur das Belohnungszentrum in unserem Gehirn mit Freuden zum Dienst meldet, sondern es werden auch Stresshormone und körperliche Beschwerden verringert, die häufig mit Stress in Verbindung gebracht werden.

Während Paare, die miteinander glücklich und zufrieden sind dazu neigen, sich gegenseitig häufiger zu berühren, ist der *wahre Indikator* für eine gesunde und langfristige Bindung der, wie oft der Partner mit körperlichem Kontakt reagiert. Je stärker die Gegenseitigkeit ist, desto wahrscheinlicher fühlt ein Paar emotionale Intimität und Zufriedenheit in der Beziehung.

Berührung ist in der Partnerschaft wie eine Droge für uns: wir erleben durch sie ein kleines Hoch, wir fühlen uns weniger erschöpft und wir können eine Abnahme von Schmerzen und Leid beobachten.

Auch Gefühle können nonverbal über diskrete und einmalige Berührungen vermittelt werden (siehe z. B. Hertenstein et al. 2006). Diese Fähigkeit kann somit in tausenden von Situationen eingesetzt werden – von einer Streicheleinheit zur Deeskalation eines Streits, über einem Schulterklopfen, um Dankbarkeit und Intimität auszudrücken bis hin zu einer Umarmung, um das eigene Glücksgefühl über den letzten Joberfolg des Partners zu vermitteln.

Des Weiteren – und damit schließt sich der Kreis wieder – erinnern uns bestimmte Berührungen an unser Sicherheitsgefühl, das wir möglicherweise vor Jahrzehnten in der Umarmung unserer Mutter oder unseres Vaters empfunden haben. Und dazu reichen schon kürzeste Momente der Berührung.

## 3.12 Wie Sie sich in jeden Menschen verlieben können

An dieser Stelle möchte ich eine Brücke schlagen zwischen der intensiven und wichtigen Emotion der Liebe und den engen und teilweise intensiven intimen Beziehungen, die sie zustande bringt und auch über Jahrzehnte aufrechterhalten kann. Ich möchte Ihnen eine Intervention ans Herz legen, die aus dem Labor von Arthur Aron und seinen Kollegen (Aron et al. 1997) entsprungen ist und eine sowohl faszinierende Durchführung inne hat als auch spannende Ergebnisse zutage förderte.

Aus Sicht der Positiven Psychologie ist es für das eigene Wohlbefinden eine hervorragende Maßnahme, sich und seine Geschichte positiv darzustellen, sich an schöne Augenblicke in allen Facetten zu erinnern und darüber zu berichten. Die Wahrscheinlichkeit ist sogar hoch, dass durch Ihr Augenleuchten beim Erzählen auch Ihr Gegenüber Spaß beim Zuhören hat.

Der Fragenkatalog, den Aron und seine Kollegen entwickelt haben, soll es Ihnen erleichtern, Nähe mit anderen Menschen zu schaffen.

Über einen Zeitraum von 45 min geben sich Paare (es muss sich dabei um keine Paarbeziehung handeln; auch für Freunde ist es eine schöne Übung) Selbstauskünfte, die graduell in ihrer Intensität zunehmen. Im Wechsel liest einer der Partner eine Frage vor, beide Partner beantworten diese danach so gut es geht und gehen zur nächsten über. Das Experiment ist in drei Teile à 15 min und zwölf Fragen aufgeteilt, wobei der Experimentalleiter die Paare nach jeweils 15 min unterbricht und den nächsten Aufgabenblock vorgibt.

Das Ende des Experiments besteht aus einem vierminütigen stillen Blick in die Augen des Partners.

Hormone, Pheromone und viele andere Aspekte spielen eine Rolle, ob und wie schnell wir uns in jemanden verlieben. Dieses Experiment hat meiner Meinung nach jedoch Grenzen und Wissen der Psychologie erweitert und zeigt auf anschauliche Weise, dass Liebe doch formbarer ist, als wir annehmen mögen. Vertrauen und intime Nähe ließen sich bilden, sind also mehr als die Grundlage für gedeihende Liebe, die Barbara Fredrickson postuliert.

Die Originalfragen sind in der Studie zu finden (S. 374 f.), hier die (freie) deutsche Übersetzung zum Selbsttest für die eigene Beziehung oder den Test mit Freunden, Bekannten oder Fremden:

**SET 1**

1. Stell dir vor, du könntest weltweit eine Person auswählen – welche hättest du gerne als Gast zum Essen?
2. Wärest du gerne berühmt? Falls ja, auf welche Weise?
3. Bevor du zum Telefon greifst, probst du das, was du sagen willst? Warum?
4. Was macht für dich einen perfekten Tag aus?
5. Wann hast du zum letzten Mal für dich gesungen? Und für jemand anderen?
6. Wenn du 90 Jahre alt werden und dir für die letzten 60 Jahre deines Lebens aussuchen könntest, ob du den Körper oder den Geist eines 30-Jährigen behalten würdest – was würdest du wählen?
7. Hast du eine geheime Vorahnung, wie du sterben wirst?
8. Benenne drei Dinge, die du und dein Partner gemeinsam zu haben scheinen.
9. Für was in deinem Leben bist du am dankbarsten?
10. Wenn du etwas an der Art ändern könntest, wie du erzogen wurdest, was wäre das?
11. Erzähle deinem Partner in vier Minuten mit möglichst vielen Details deine Lebensgeschichte.
12. Wenn du morgen mit einer zusätzlichen Fähigkeit oder Eigenschaft aufwachen könntest, welche wäre das?

**SET 2**

13. Wenn du eine Kristallkugel hättest, die dir die Wahrheit über dich selbst, dein Leben, deine Zukunft oder etwas anderes verraten könnte, was würdest du wissen wollen?
14. Gibt es etwas, wovon du schon lange träumst? Warum hast du es nicht verwirklicht?
15. Was ist die größte Leistung deines Lebens?
16. Was schätzt du an einer Freundschaft am meisten?

17. Was ist deine wertvollste Erinnerung?
18. Was ist deine schrecklichste Erinnerung?
19. Wenn du wüsstest, dass du in einem Jahr sterben würdest, würdest du etwas an deinem momentanen Leben ändern? Warum?
20. Was bedeutet dir Freundschaft?
21. Welche Rolle spielen Liebe und Leidenschaft in deinem Leben?
22. Teilt euch abwechselnd mit, was ihr als positive Eigenschaft an eurem Gegenüber betrachtet. Nennt insgesamt fünf Eigenschaften.
23. Wie warmherzig und nahe sind deine Familienmitglieder miteinander? Schätzt du deine Kindheit als glücklicher ein als die der meisten anderen Menschen?
24. Wie fühlst du über die Beziehung zu deiner Mutter?

**SET 3**

25. Trefft je drei ehrliche "Wir"-Aussagen. Etwa: "Wir sind beide in diesem Raum und fühlen…"
26. Vervollständige diesen Satz: "Ich wünsche mir, dass es jemanden gibt, mit dem ich ______ teilen könnte."
27. Wenn du ein enger Freund deines Partners wärest, was sollte er wissen?
28. Sage deinem Partner, was du an ihm magst. Sei sehr ehrlich und sage auch Dinge, die du eventuell jemandem nicht sagen würdest, den du gerade erst getroffen hast.
29. Teile einen peinlichen Moment deines Lebens mit deinem Partner.
30. Wann hast du zum letzten Mal mit jemandem geweint? Wann alleine?
31. Sage deinem Partner, was du sehr an ihm schätzt.
32. Was – wenn überhaupt – ist zu ernst, als dass man darüber Witze machen sollte?
33. Wenn du noch an diesem Abend sterben würdest, ohne die Chance der vorherigen Aussprache mit jemandem – was würdest du am meisten bereuen, niemandem gesagt zu haben? Warum hast du es ihm bis jetzt nicht gesagt?
34. Dein Haus, in dem sich all dein Besitz befindet, brennt. Nachdem du deine Liebsten und deine Haustiere gerettet hast, hast du noch die Zeit, um eine Sache zu retten. Was wäre es? Warum?
35. Der Tod welches Familienmitgliedes würde dich am meisten berühren?
36. Teile ein persönliches Problem mit und erfrage, wie dein Partner damit umgehen würde. Bitte deinen Partner zudem zu reflektieren, wie du dich aus seiner/ihrer Sicht mit dem ausgewählten Problem fühlst.

Alleine diese drei Sets von Fragen werden Ihnen eine große Nähe verschaffen. Wie sich der vier Minuten lange Blick in die Augen des Partners auswirken kann, haben die Kollegen von SoulPancake (SoulPancake 2015) in einem wunderbar berührenden (englischen) Video veranschaulicht und die Marketingexperten der Deutschen Bahn auch sehr emotional für ihre Zwecke genutzt (Deutsche Bahn Personenverkehr 2016).

Sehenswert!

# Auswirkungen von Ehe auf unser Wohlbefinden

**4**

Wissenschaftler vermuten, dass die meisten Menschen sich rund sieben Mal verlieben, bevor sie den Bund der Ehe eingehen (Lewis et al. 2000). Und *wenn* sie es dann tun, verbringen sie durchschnittlich aufgrund von Jobs, Kindern, dem Fernsehen, Internetnutzung, häuslichen und familiären Pflichten sowie ihren Hobbys als Paar nur diese vier Minuten pro Tag allein (Graft 2004), die Sie sich vielleicht aufgrund der letzten Übung in die Augen geschaut haben.

Die Antworten auf die Frage, ob man durch den ehelichen Bund glücklicher wird oder nicht, sind sehr unterschiedlich. Einige Studien behaupten, die Ehe sei ein prägnantes Mittel zur Glückssteigerung, andere finden das Gegenteil heraus. Wiederum weitere zeigen Ergebnisse, die Kinder als wahren Glückssegen herausstellen, andere zitieren Mütter, die erst wieder glücklich waren, nachdem die Kinder das Elternhaus verlassen hatten (Gorchoff et al. 2008). Insbesondere erhöht der Übergang zum „leeren Nest" die Zufriedenheit bei Frauen, weil sie die Zeit mit ihrem Partner wieder mehr *genießen* – nicht, weil sie wieder mehr davon mit ihrem Mann *verbrächten*.

Die Ehe scheint laut Wissenschaft einer der wichtigsten Faktoren zu sein, die das Leben der Menschen beeinflussen und einen Effekt auf ihr Wohlbefinden ausüben. Nur die Richtung scheint noch nicht ganz klar zu sein. Ebenfalls ist nicht eindeutig, ob auch bei gleichgeschlechtlichen Paaren dieselben Effekte auftreten.

**Fragen**

Macht Ehe die Partner glücklicher?

Möglicherweise ist dies die falsche Frage, dachte sich auch das „Forschungsinstitut zur Zukunft der Arbeit" in meiner Wahlheimat Bonn. Das Institut beschäftigte

© Springer Fachmedien Wiesbaden GmbH 2017
M. Tomoff, *Positive Psychologie in Liebe und Partnerschaft,*
essentials, DOI 10.1007/978-3-658-15989-4_4

sich innerhalb einer Langzeit-Studie mit dem Zusammenhang von Ehe und Wohlbefinden (Stutzer und Frey 2006), stellte jedoch die Frage, wer mehr und wer weniger vom Heiraten profitierte.

Nach einer untersuchten Spanne von 17 Jahren konnte gezeigt werden, dass junge Singles, die wussten, dass sie heiraten wollten und würden, im Durchschnitt glücklichere Singles waren (voraussichtlich durch die Antizipation des Heiratens). Ab einem Alter von 30 Jahren gab es keine Unterschiede mehr zwischen jenen, die heiraten und denen, die Singles bleiben wollten und würden.

Insgesamt gab es große Unterschiede beim Nutzen der Ehe für die Paare. Arbeitsteilung scheint einen Beitrag zum Wohlbefinden der Ehepartner zu leisten, insbesondere für Frauen. Wenn Kinder großgezogen werden und der Vater mit anpackt, trägt das ebenfalls zu größerem Wohlbefinden bei. Dagegen zogen große Unterschiede im Bildungsgrad der Partner einen negativen Effekt auf die erlebte Lebenszufriedenheit nach sich. Insbesondere Letzteres zeigt, dass nicht alleine das „Ja" oder „Nein" glücklich oder glücklicher macht. Es kommt – wie so oft – auf die Passung füreinander an.

Bis zum Alter von 34 Jahren berichteten verheiratete Paare durchschnittlich eine höhere Lebenszufriedenheit als Singles, die später heiraten würden. Aber auch nach einer getrennten Ehe gab es Unterschiede im Wohlbefinden der Partner: Jene, die sich scheiden ließen, waren nicht nur *während* ihrer Ehe unzufriedener, sondern auch schon *bevor* sie sich für den Bund der Ehe entschieden hatten.

Auch Diener, Lucas und Scollon (2006) bedienten sich der repräsentativen deutschen Versuchsgruppe und kamen zu interessanten Ergebnissen, die auch zum Thema hedonistische Tretmühle spannende Fakten liefert.

▶ Der Begriff *hedonistische Tretmühle* (oder auch Adaption) beschreibt die Tendenz der Menschen, nach einem stark positiven oder negativen Lebensereignis verhältnismäßig schnell zu einem relativ stabilen Level von Glück (bzw. Glücklichsein) zurückzukehren.

So bestätigte sich, dass Deutsche nach dem Heiraten durchschnittlich keinen anhaltenden, sondern nur einen kleinen Schub des Wohlbefindens bekamen, der sehr schnell wieder durch Gewöhnung ausgeglichen wurde. Allerdings variiert der Grad der Gewöhnung je nach Lebensereignissen (Lucas et al. 2003): Witwen und Witwer, Menschen, denen gekündigt worden war und Individuen, die sich hatten scheiden lassen, berichteten durchschnittlich von lang anhaltenden negativen Veränderungen ihrer Lebenszufriedenheit.

## 4.1 Beziehungskiller Langeweile

**Fragen**

Was, wenn Langeweile einsetzt? Oder – wie es die *hedonic adaption-Theorie* besagt – wir uns an unseren Partner und das Glück mit ihm gewöhnt haben?

Woran gewöhnen wir uns eigentlich, wenn wir durch unsere Ehe nicht mehr den Kick verspüren, der noch am Anfang so groß gewesen zu sein schien? Möglicherweise ja gar nicht an das Glück der Liebe, sondern an den Partner? Wenn Sie lange genug in einer Ehe oder engen Paarbeziehung (und das gilt für hetero- genauso wie für homosexuelle Paare) gewesen sind, kann es zu einem der größten Killer kommen, die sich in den Weg einer Beziehung stellen kann: die Langeweile.

Was klein beginnen kann – ich überlasse die zahlreichen Zahnpasta-ähnlichen Beispiele einmal Ihrer Fantasie – bekommt häufig eine dynamische Energie und ehe man sich versieht, wägt man ab, ob eine Trennung funktionieren würde, was sie für negative Folgen hätte und wie es die Kinder wohl aufnähmen. Auch der Seitensprung ist eine Möglichkeit, aus der immer mal wieder neue, anfangs sehr spannende Beziehungen oder Ehen entstehen, von denen zumindest in Amerika aber über 75 % wieder geschieden werden (Hein 2000)[1].

Häufig reagieren Paare auf Gewöhnung erst sehr spät. Vorher verletzen sich viele vermeintlich unglückliche Partner mit einem schlechten Gewissen, mit dem Grübeln über ihre Gefühle, finden Entschuldigungen und sind hin und hergeworfen zwischen Starre und Panik, Liebe und Hass.

Wer möchte am Ende schon (und hier gehe ich kurz nur auf die Verheirateten ein) negativ zu dieser Statistik beitragen (siehe Abb. 4.1)?

Hohe Scheidungsraten mögen nicht nur aus dem Missverständnis eines zu hohen Anspruchs an die Romantik in einer Beziehung entstehen, sie kommen manchmal auch aus einer missverständlichen Vorstellung darüber, was Liebe ist und was sie enthält.

Viele verwechseln rein sexuelles Verlangen (Lust) mit der „wahren Liebe" und während sexuelle Anziehungskraft für die romantische Liebe notwendig ist, ist sie nicht ausreichend. Egal, wie „objektiv" attraktiv ein Partner ist oder wie viel „subjektive" Anziehung zwischen zwei Partnern besteht, die anfängliche Begeisterung, die pure körperliche Anziehung lässt nach. Das Neue regt die Sinne an, aber nach einer Weile wird ein Lebenspartner unweigerlich vertraut.

---

[1]Eine faszinierende Sammlung von insgesamt 63 Fakten über die Ehe finden Sie auch hier: http://goo.gl/qTXusz; Zugriff 25.01.2016.

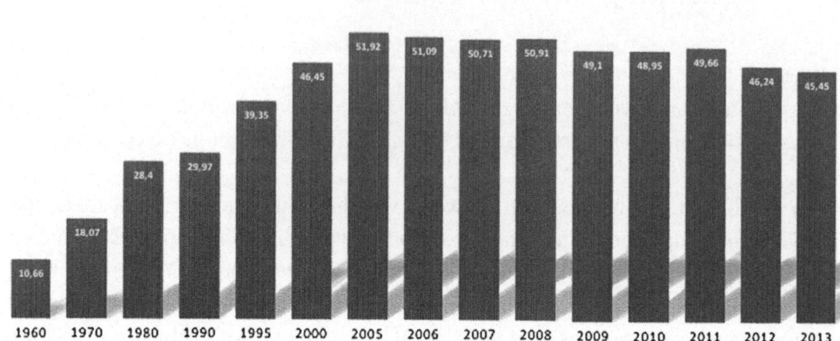


**Abb. 4.1** Scheidungsquote in Deutschland von 1960 bis 2013. (Quelle Statistisches Bundesamt)

Letztlich stammt ein Großteil des Frusts und der Enttäuschung also vom bereits genannten Effekt der hedonistischen Gewöhnung. Darum ist es essenziell, diesen Effekt als natürlich und auch vorhersehbar zu betrachten, aber auch zu wissen, dass es wissenschaftlich validierte Schritte gibt, um den Prozess zu verlangsamen, zu verhindern oder sogar in die entgegengesetzte Richtung zu leiten (siehe letztes Kapitel). Verfällt man der romantischen Ansicht, eine Beziehung müsse immer das Level ihres Anfangs beibehalten, ist die Enttäuschung groß und der Fall umso tiefer, wenn die Partner in eine Krise geraten.

Doch wenn wir verstehen können, dass Schwierigkeiten genauso Teil einer intimen Beziehung sind wie das der Spaß ist, wird die eingesetzte Energie weniger verzweifelt eingesetzt, sondern wertgeschätzt sein. Zu erkennen, dass es keine magische Formel für das glückliche Gelingen einer Beziehung oder Ehe gibt (nein, noch nicht einmal durch die „richtige" Partnerwahl), öffnen sich weit mehr Möglichkeiten und Offenheit für die Zukunft.

### Fragen

Warum ist es wiederum von Vorteil, eine tiefe Freundschaft mit dem Ehepartner zu haben?

Hier kann der Fakt, dass die Zeit das Verliebtsein durch eine Art intime Freundschaft ersetzt (siehe Anfang Kap. 3), äußerst hilfreich werden: Laut Gottmans Erfahrungen liegt dort die simple Wahrheit dafür, dass glückliche Ehen eben so glücklich sind, weil sie auf einem gegenseitigen Respekt für die Gesellschaft des anderen basieren – inklusive der „Macken", Vorlieben und Abneigungen des Partners.

## 4.2  Freundschaftliches Streiten und Reparaturversuche

Das erklärt auch Gottmans überraschende Erkenntnis, dass regelmäßiges Streiten nicht zwangsläufig ein Zeichen schlechter Ehen ist (es sei denn natürlich, sie werden von physischer oder psychischer Gewalt begleitet), denn während *alle* Paar streiten, sind jene Ehepartner im Vorteil, die auch enge Freunde sind.

Freundschaftliche Partner sind während lauter Zwistigkeiten weniger kämpferisch als Ehepartner, die einander kaum verstehen. Und Paare, die sich wenig respektieren oder eine schlechte Verbindung zueinander haben, greifen häufiger zu negativen Interpretationen, nehmen also Kommentare des Partners eher pessimistisch und persönlich. Ein Garant für Unzufriedenheit in der Partnerschaft.

Laut Gottman (Gottman 2014) unternehmen jene befreundeten Partner auch häufiger sogenannte „Reparaturversuche" während ihrer Streitigkeiten und sagen oder tun Dinge, die deeskalierende Wirkung haben – wie z. B. das Ziehen einer blöden Grimasse oder das Einwerfen eines Insiderwitzes. Sich gut kennende Partner wissen, welche Dinge am besten die Spannung verringern und somit einen Streit stoppen können, sodass die Ehe (oder Partnerschaft) hoffentlich glücklich andauert.

## 4.3  Selbst-Enthüllung und Vertrautheit

Stan Dale, der Gründer des Human Awareness Institute, definiert das Wort Intimacy (dt. Vertrautheit) als „into me you see" („In mich schaust Du hinein"). So kann Vertrautheit ebenso große Vorteile haben. Während sie auf der einen Seite zu niedrigerer körperlicher Erregung führt, kann ein wirkliches Kennenlernen des Partners auf der anderen Seite auch zu einer viel größeren Intimität führen und dadurch wiederum die Liebe intensivieren und den Sex verbessern. Und auch platonisch kann eine gesteigerte Intimität zu qualitativ höheren Beziehungen führen – sogar zu Fremden, wie wir über die Beantwortung von 36 Fragen bereits erfahren haben.

In seinem Buch „Passionate Marriage" (Schnarch 2009) fordert Sexual-Therapeut David Schnarch die konventionelle Weisheit auf seinem Gebiet heraus, die Sex und Leidenschaft zu einer Art körperlichem und biologischem Trieb reduziert. Wäre Sex wirklich nur das, gäbe es wenig Hoffnung für nachhaltige, langfristige Beziehungen. Schnarch hat im Laufe seiner jahrzehntelangen Arbeit jedoch demonstriert, wie Paare ihre sexuelle Beziehung verbessern können, indem sie ihren Fokus darauf legen, ihren Partner besser kennenzulernen und von ihm besser ge- oder erkannt zu werden.

Schnarch (und ich werde nicht müde, diesen sehr merk-würdigen Namen zu nennen) stellt fest, dass echte Intimität nur dann kultiviert werden kann, wenn der Fokus einer Beziehung nicht auf dem Wunsch nach Bestätigung liegt, sondern darauf, gekannt zu werden.

Die Bereitschaft, etwas über sein Innerstes preis zu geben, ist von entscheidender Bedeutung für das Aufrechterhalten von Liebe und Leidenschaft in langfristigen Beziehungen. Um das zu erreichen, sollten wir uns laut Schnarch öffnen, unsere tiefsten Wünsche und Ängste teilen, über sexuelle Fantasien als auch über Lebensträume sprechen, denn zusammen zu sein und sich *wirklich* zu kennen, macht das Leben so viel lebenswerter und sinnvoller – egal, ob während eines Gespräches im Café oder während des Liebemachens im Schlafzimmer.

▶   Denken Sie über Wege nach, auf welche Art Ihr Partner Sie besser kennenlernen könnte.
Denken Sie über Wege nach, wie Sie Ihren Partner besser kennenlernen können.

Und wem sich aufgrund der Wörter "teilen von tiefen Wünschen und Ängsten" jetzt die Nackenhaare aufstellen, dem sei noch einmal das Zwiegespräch (Abschn. 3.7) ans Herz gelegt, mit dem solche intimen Details aufgrund des geschützten Rahmens wesentlich leichter von den Lippen gehen. Auch den Männern…

## 4.4    Sammeln positiver Momente

Neben den zwei Fragen als Impulsgeber gibt es auch eine schöne Übung, die auch John Gottman vielen seiner Test-Paare empfiehlt. Wenn Partner auf die glücklichen Momente ihrer gemeinsamen Zeit fokussierten, wenn sie die Vergangenheit als liebevolle Zeit erinnerten, war die Wahrscheinlichkeit wesentlich höher, dass die Partnerschaft blühte und gedieh. Auf bedeutungsvolle und schöne Erfahrungen aus Vergangenheit und Gegenwart zu fokussieren, stärkt die Verbindung und verbessert die Beziehung insgesamt.

Wenn Sie mögen, nehmen Sie sich eine halbe Stunde Zeit (am besten mit Ihrem Partner) und schreiben eine kurze Geschichte Ihrer Beziehung. Heben Sie die für Sie bedeutungsvollen und vergnüglichen Erfahrungen hervor, die Sie gemeinsam hatten. Sie können zum Beispiel darüber schreiben, wie Sie sich kennenlernten. Wir nutzen dazu daheim eine alte Milchkanne, in die wir über das Jahr verteilt schöne Momente sammeln. Zum Silvesterabend nehmen wir uns ein wenig Zeit und lassen diese Momente noch einmal aufleben. Über die Jahre hinweg entsteht so eine wahre Schatzkiste[2]. Ein positiver Fokus kann ein positives Ergebnis kreieren. Und die Verschriftlichung wird Ihnen Ruhe und eine tiefere Verarbeitungsebene verschaffen.

Man kann also nicht einfach sagen, dass Verheiratete glücklicher sind als Unverheiratete oder umgekehrt. Was wir jedoch wissen ist, dass das Zusammensein mit anderen Menschen glücklicher macht. Und um diese Beziehungen zu festigen, zu intensivieren und schöner zu gestalten, haben Sie hoffentlich den einen oder anderen Impuls aus diesem *essential* mitnehmen können.

Danke für Ihr Interesse am Thema und viel Erfolg beim Umsetzen!

---

[2]Siehe dazu auch diese wunderschöne Übung: http://goo.gl/ofc7HM; Zugriff 18.08.2016.

# Was Sie aus diesem *essential* mitnehmen können

- Theoretische Hintergründe über die Positive Psychologie der Liebe und ihre verschiedenen Formen
- Praktische Möglichkeiten für die Stärkung Ihrer Partnerschaft und das Vermindern von Langeweile bei vermehrtem Aufblühenlassen Ihrer Beziehungen

© Springer Fachmedien Wiesbaden GmbH 2017

M. Tomoff, *Positive Psychologie in Liebe und Partnerschaft,*
essentials, DOI 10.1007/978-3-658-15989-4

# Literatur


American Heart Association. (2015). *Is Broken Heart Syndrome Real?* http://goo.gl/FngHHf. Zugegriffen: 15. Nov. 2015.

Aron, A., & Aron, E. N. (1996). Self and self expansion in relationships. In G. J. O. Fletcher & J. Fitness (Hrsg.), *Knowledge structures in close relationships: A social psychological approach* (S. 325–344). Mahway: Lawrence Erlbaum Associates.

Aron, A., Melinat, E., Aron, E. N., Vallone, R. D., & Bator, R. J. (1997). The Experimental generation of interpersonal closeness: A procedure and some preliminary findings. *Personality and Social Psychology Bulletin, 23*(4), 363–377.

Aron, A., Norman, C. C., & Aron, E. N. (2001). Shared self-expanding activities as a means of maintaining and enhancing close romantic relationships. In J. H. Harvey & A. Wenzel (Hrsg.), *Close romantic relationships: Maintenance and enhancement* (S. 47–66).

Aronson, E., Wilson, T., & Akert, R. (2008). *Sozialpsychologie*. München: Pearson Studium.

Batson, C. D., Ahmad, N., Lishner, D. A., & Tsang, J. (2002). Empathy and altruism. In C. R. Snyder & S. L. Lopez (Hrsg.), *Handbook of positive psychology* (S. 485–498). New York: Oxford University Press.

Baumeister, R. F., & Leary, M. R. (1995). The need to belong: Desire for interpersonal attachments as a fundamental human motivation. *Psychological Bulletin, 177*(3), 497–529.

BBC News. (2005). *Romantic love 'lasts just a year'*. http://goo.gl/DHEQ1H. Zugegriffen: 15. Apr. 2015.

Berscheid, E., & Reis, H. T. (1998). Attraction and close relationships. In D. Gilbert, S. Fiske, & L. Gardner (Hrsg.), *The handbook of social psychology* (4. Aufl., Bd. 1 + 2, S. 193–281). New York: McGraw-Hill.

Bowlby, J. (1951). Maternal care and mental health. *Bulletin of the World Health Organization, 3*, 355–533.

Carey, B. (2006). *Holding Loved One's Hand Can Calm Jittery Neurons*. http://goo.gl/spiqHS. Zugegriffen: 17. Jan. 2015.

Deutsche Bahn Personenverkehr. (2016). *Sich wieder neu verlieben: das Paar-Experiment*. https://goo.gl/ohnasW. Zugegriffen: 17. Aug. 2016.

Diener, E., Lucas, R. E., & Scollon, C. N. (2006). Beyond the hedonic treadmill: revising the adaption theory of well-being. *American Psychologist, 61*(4), 305–314.



© Springer Fachmedien Wiesbaden GmbH 2017

M. Tomoff, *Positive Psychologie in Liebe und Partnerschaft,*
essentials, DOI 10.1007/978-3-658-15989-4

Drigotas, S. M., Rusbult, C. E., Wieselquist, J., & Whitton, S. W. (1999). Close partner as sculptor of the ideal self: Behavioral affirmation and the Michelangelo phenomenon. *Journal of Personality and Social Psychology, 77*(2), 293.

Feldman, R. (2007). Parent-infant synchrony: Biological foundations and developmental outcomes. *Current Directions in Psychological Science, 16*(6), 340–345.

Ferrer, E., & Helm, J. L. (2013). Dynamical systems modeling of physiological coregulation in dyadic interactions. *International Journal of Psychophysiology, 88*(3), 296–308.

Fisher, H. (1994). The nature of romantic love. *The Journal of NIH Research, 6,* 59–64.

Fisher, H. (2005). *Warum wir lieben: die Chemie der Leidenschaft.* Düsseldorf: Walter.

Fredrickson, B. (2014). *Die Macht der Liebe: ein neuer Blick auf das größte Gefühl.* Frankfurt a. M.: Campus.

Fromm, E., & Eichel, G. (1979). *Die Kunst des Liebens.* Frankfurt a. M.: Ullstein.

Gable, S. L., & Haidt, J. (2005). What (and why) is positive psychology? *Review of General Psychology, 9*(2), 103–110.

Gable, S. L., Reis, H. T., Impett, E. A., & Asher, E. R. (2004). What do you do when things go right? The intrapersonal and interpersonal benefits of sharing positive events. *Journal of Personality and Social Psychology, 87*(2), 228–245.

Gorchoff, S. M., John, O. P., & Helson, R. (2008). Contextualizing change in marital satisfaction during middle age: An 18-year longitudinal study. *Psychological Science, 19*(11), 1194–1200.

Gottman, J. (2014). *Die 7 Geheimnisse der glücklichen Ehe.* Berlin: Ullstein Taschenbuch.

Graft, E. J. (2004). *What is marriage for? The strange social history of our most intimate institution.* Boston: Beacon Press.

Harlow, H. F. (1958). The nature of love. *American Psychologist, 13*(12), 673–685.

Hatfield, E., & Sprecher, S. (1986). Measuring passionate love in intimate relations. *Journal of Adolescence, 9,* 383–410.

Hein, H. (2000). *Sexual detours: Infidelity and intimacy at the crossroads.* New York: St. Martin's Press.

Hertenstein, M. J., Keltner, D., App, B., Bulleit, B. A., & Jaskolka, A. R. (2006). Touch communicates distinct emotions. *Emotion, 6*(3), 528.

Izuma, K., Saito, D. N., & Sadato, N. (2008). Processing of social and monetary rewards in the human striatum. *Neuron, 58*(2), 284–294.

Korner, A. F. (1990). The many faces of touch. In K. E. Barnard & T. B. Brazelton (Hrsg.), *Touch* (S. 269–297). Madison: International Universities Press.

Lewis, T., Amini, F., & Lannon, R. (2000). *A general theory of love.* New York, NY: Random House.

Linklater, R. (2004). *Before Sunset.* Burbank, CA: Warner Independent Pictures. http://www.imdb.com/title/tt0381681.

Linley, P. A., Joseph, S., Harrington, S., & Wood, A. M. (2006). Positive psychology: Past, present, and (possible) future. *Journal of Positive Psychology, 1*(1), 3–16.

Lucas, R., Clark, A. E., Georgellis, Y., & Diener, E. (2003). Reexamining adaptation and the set point model of happiness: Reactions to changes in marital status. *Journal of Personality and Social Psychology, 84,* 527–539.

Misra, S., Cheng, L., Genevie, J., & Yuan, M. (2014). The iPhone effect: The quality of in-person social interactions in the presence of mobile devices. *Environment and Behavior, 48,* 1–24.

Moeller, M. L. (1997). *Die Wahrheit beginnt zu zweit: das Paar im Gespräch*. Reinbek: Rowohlt.

Murray, S. L., Holmes, J. G., & Griffin, D. W. (1996). The self-fulfilling nature of positive illusions in romantic relationships: Love is not blind, but prescient. *Journal of Personality and Social Psychology, 71*(6), 1155–1180.

Neff, K. (2008). Self-compassion: Moving beyond the pitfalls of a separate self-concept. In H. A. Wayment & J. J. Bauer (Hrsg.), *Transcending self-interest. Psychological explorations oft he quiet ego* (S. 95–106). Washington, DC: American Psychological Association.

Neff, K. (2012). *Selbstmitgefühl: Wie wir uns mit unseren Schwächen versöhnen und uns selbst der beste Freund werden*. München: Kailash.

Neff, K., Hsieh, Y. P., & Dejitterat, K. (2005). Self-compassion, achievement goals, and coping with academic failure. *Self and identity, 4*(3), 263–287.

O'Leary, K. D., Acevedo, B. P., Aron, A., Huddy, L., & Mashek, D. (2012). Is long-term love more than a rare phenomenon? If so, what are its correlates? *Social Psychological and Personality Science, 3*(2), 241–249.

Perel, E. (2006). *Mating in captivity: Unlocking erotic intelligence*. Chicago: Harper Perennial.

Perel, E. (2013). *Esther Perel: The secret to desire in a long-term relationship*. http://goo.gl/RZXSwQ. Zugegriffen: 11. Okt. 2014.

Peterson, C., & Seligman, M. (2004). *Character strengths and virtues: A handbook and classification*. Oxford: Oxford University Press.

Platon. (2013). *Das Gastmahl*. Berlin: Holzinger.

Pte.online. (2005). *Verliebtheit währt nur ein Jahr.* http://goo.gl/1ySzv6. Zugegriffen: 5. Mai 2015.

Rosenberg, M. B. (2013). *Gewaltfreie Kommunikation: eine Sprache des Lebens*. Paderborn: Junfermann.

Scherer, K. R., Johnstone, T., & Klasmeyer, G. (2003). Vocal expression of emotion. In R. J. Davidson, K. R. Scherer, & H. H. Goldsmith (Hrsg.), *Handbook of affective sciences* (S. 433–456). New York: Oxford University Press.

Schnarch, D. (2009). *Passionate marriage: Love, sex and intimacy in emotionally committed relationships*. New York: W.W. Norton & Co.

Schueller, S. M., & Seligman, M. E. P. (2007). Personality fit and positive interventions: Is extraversion important? *19th Annual APS Convention.*

SoulPancake. (2015). *How To Connect With Anyone*. https://goo.gl/rYqXE0. Zugegriffen: 16. Mai 2015.

Stutzer, A., & Frey, B. S. (2006). Does marriage make people happy, or do happy people get married? *Journal of Socio-Economics, 35*(2), 326–347.

Tomoff, M. (2012). *Zwiegespräche – Was schafft eine tiefe Beziehung?* http://goo.gl/BCD6Gy. Zugegriffen: 21. März 2015.

Tomoff, M. (2017). *Positive Psychologie – Erfolgsgarant oder Schönmalerei?* Heidelberg: Springer.

Younger, J., Aron, A., Parke, S., Chatterjee, N., & Mackey, S. (2010). Viewing pictures of a romantic partner reduces experimental pain: Involvement of neural reward systems. *PLoS ONE, 5*(10), e13309.

Zentner, M. R. (2005). Ideal mate personality concepts and compatibility in close relationships: A longitudinal analysis. *Journal of Personality and Social Psychology, 89*(2), 242.